大国医

大国医

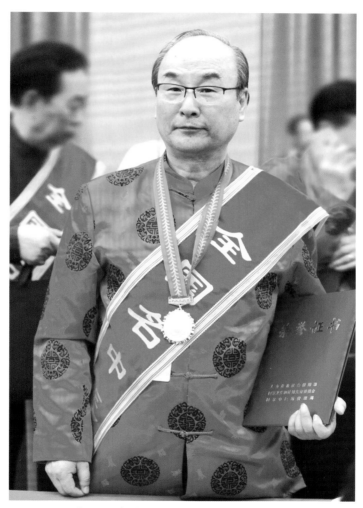

★获选国家首次评选的100位全国名中医

祝贺 大国医系列中医养生保健

图书出版纪念

南征学长惠存

以人为本 顺自然 合规律性

嘉惠医林 合目的性服务民生

中央文史研究馆馆员

中国工程院院士 王永炎 丁酉孟冬

★中央文史研究馆馆员、中国工程院院士、中国
中医科学院名誉院长王永炎教授题词

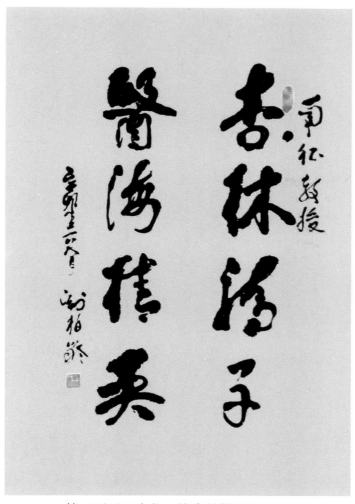

★第二届国医大师、终身教授刘柏龄题词

拼却老红一芳點

换将新绿百千重

有感於中医药学术经验传承之艰辛

恭录宋杨万里之诗句兴

南柱教授 共勉

丁酉冬月 孙光荣

敬书於北京

★第二届国医大师、著名中医药临床教育文献学家孙光荣题词

南征教授留念

系统研究岐黄理

临床应用有新知

任继学

甲申盂夏

★中华人民共和国原人事部、原卫生部、国家中
医药管理局白求恩奖章获得者，首届国医大
师、终身教授任继学题词

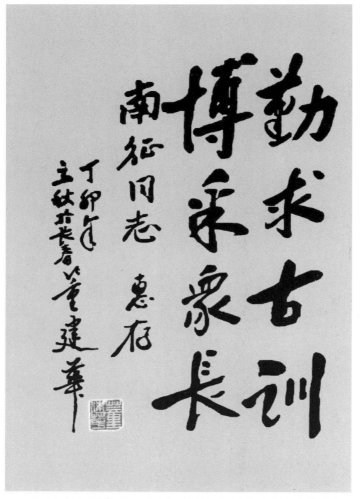

★全国人大原常委、中国工程院院士董建华教授题词

大国医

只有准确辨证，方能下药如神

治疗消渴
就是打败糖尿病

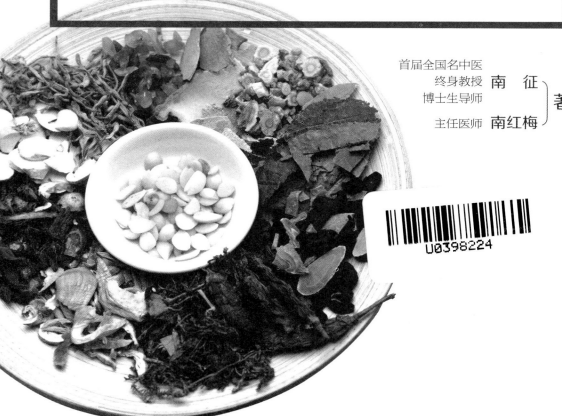

首届全国名中医
终身教授　南　征 ⎤
博士生导师　　　　　⎥著
主任医师　南红梅 ⎦

吉林科学技术出版社

U0398224

图书在版编目（CIP）数据

治疗消渴就是打败糖尿病 / 南征，南红梅著. -- 长春：吉林科学技术出版社，2018.4
（大国医）
ISBN 978-7-5578-3648-1

Ⅰ．①治… Ⅱ．①南… ②南… Ⅲ．①消渴－中医疗法 Ⅳ．①R255.4

中国版本图书馆CIP数据核字(2018)第072858号

大国医——治疗消渴就是打败糖尿病

DA GUOYI——ZHILIAO XIAOKE JIUSHI DA BAI TANGNIAOBING

著	南　征　南红梅
出 版 人	李　梁
策 划 人	李　梁
责任编辑	孟　波　张延明
特约编辑	韩　丹　祝志岳　刘世林　鲍鹏杰
文字整理	李　娜　孙　雪　王学杰　徐飞蝶　高颖源　任健锋　马振超
	王萍萍　王新娜　王鑫蕊　卢小娟　刘峰　许崇明　张　博
	张　琦　肖　洋　赵芸芸　郭鑫瞳
封面设计	长春创意广告图文制作有限责任公司
制　　版	长春创意广告图文制作有限责任公司
开　　本	710 mm × 1000 mm　1/16
字　　数	240千字
印　　张	15.5
印　　数	1–7 000册
版　　次	2018年4月第1版
印　　次	2018年4月第1次印刷
出　　版	吉林科学技术出版社
发　　行	吉林科学技术出版社
地　　址	长春市人民大街4646号
邮　　编	130021
发行部电话/传真	0431-85635176　85651759　85635177
	85651628　85652585
储运部电话	0431-86059116
编辑部电话	0431-85630195
网　　址	www.jlstp.net
印　　刷	吉林省创美堂印刷有限公司
书　　号	ISBN 978-7-5578-3648-1
定　　价	45.00元

自　序

消渴包括现代医学的糖尿病、尿崩症、甲亢等内分泌代谢疾病。据世界卫生组织最新调查数据，我国糖尿病患者数量为1.1亿人，患病率逼近12%。糖尿病前期患者为5亿人。糖尿病等非传染性疾病是我国首要的健康威胁，因此，消渴（糖尿病）的防治和管控工作已成为中医学界的重要课题。这要求中医临床治疗消渴应在治病必求于本上下苦功夫，严格管理患者，有效控制消渴发病。

《素问·阴阳应象大论》曰："治病必求于本。"《素问·汤液醪醴论》曰："病为本，工为标。"辨证求因，审因治人，标本同治，治病治本，治病必求于本。观今之医，正如仲景曰："不念思求经旨，以演其所知，各承家技，终始顺旧，省病问疾，务在口给，相对斯须，便处汤药。……所谓窥管而已。夫欲视死别生，实为难矣。"个别甚则，目不视色，眼不望舌，耳不闻声，口不详问，手不切脉，只凭患述，授药遂去，而冀其十全，不其难哉？此皆为不求循流讨源，察标求本之故，亦为不读经书、不求经旨之果也。经典者，以道论医，由道而术。上医治国，中医治人，下医治病。治国者，中医之道也；治人者，中医之本也；治病者，不治已病，治未病，中医之术也。辨证求因，审因论治，治人救命者，中医之则也。医者应以真经为本，有者求之，无者求之，或以龟镜，勤求古训，博采众方；谨守一则，领悟八法，有所作为，且有所早作为，管理病人，控制疾病，综合诊疗，形成规范。方可治病治本，妙手回春，医患和谐，挽救生命。

　　吾应吉林科学技术出版社之约，撰写此书，名曰《大国医——治疗消渴就是打败糖尿病》，盛名之下，其实难副，但为应其约，吾操觚只手，一言一句，偷隙毫端，凡历数载，易稿数次，方就其业。

　　书中首论治病治本理论源流，再论临床治疗消渴治病治本实录。阐述方名、方源、方解、功效主治、病案分析及按语。阐明中医治病治本之则，中医八法治病治本之道。望此书授之梓后，即为广大读者之良师益友。然本人才疏学浅，难免不足，恳请指教。

南　征

丁酉正月十二于长春北战书屋

目录
| CONTENTS |

第四章　消渴并证治病治本实录

附　录

跋

治病必求于本

在临床治疗中继承了国医大师任继学的临证学术精华，运用"治病必求于本""毒损络脉""破血化瘀"等理论，在中医经典理论的指导下，依据《灵枢·师传篇》等多篇中医经典理论，结合50余年的临床经验，创新性地提出治疗中医疑难危重症综合诊疗管控规范的"一则八法"，在临证上取得了较好的临床疗效。

第一章　治病必求于本

近年来，中国经济发展迅速，国民生活得到改善，人们的饮食结构发生改变，我国糖尿病的发病率快速上升。糖尿病人数目前已攀居世界首位。据世界卫生组织最新调查数据，我国糖尿病患者数量从2007年9250万人，跃增到现在的1.1亿人。糖尿病患病率逼近12%。中国近半数成年人处于糖尿病前期，约为5亿人。这不仅带来罹患2型糖尿病的风险，也带来罹患心脑血管病等其他疾病的风险。心脑血管病患者超过2亿人，占我国每年死亡总人数的31%。中国人平均每年死亡人数在960万至1000万，其中慢病比例占到83.3%。世界卫生组织在2017年的世界卫生日刊文称："糖尿病等非传染性疾病是中国首要的健康威胁，每年导致的死亡人数占1030万死亡总数的80%，占中国总疾病负担的70%。糖尿病和糖尿病并发症每年导致近100万人死亡；令人担忧的是，其中近40%的死亡为过早死亡（在70岁以下人口中）。"同时指出："中国超过53%的糖尿病患者未得到诊断。2010年的调查显示，糖尿病患者的治疗率仅为25.8%。"2016年4月7日（世界卫生日），世界卫生组织将当年的主题设为"打败糖尿病"。这是"世界卫生日"设立66年来首次选取糖尿病作为主题。因此，糖尿病的防治和管控工作已成为医学界的重要课题。

我们在临床治疗中医疑难危重症方面造诣颇深，继承了国医大师任继学的临证学术精华，运用"治病必求于本""毒损络脉""破血化瘀"等理论，在中医经典理论的指导下，依据《灵枢·师传篇》等多篇中医经典理论，结合50余年的临床经验，创新性地提出治疗中医疑难危重症综合诊疗管控规范的"一则八法"。治有侧重，圆机活法，因时、因地、因人制宜，因证立法，以法统方，按方遣药，且注意到剂型和服药时间及方式对治疗的影响等。提倡对中医疑难危重症患者进行个体化的诊断，实施个体化的治疗和个性化的理法方药。

"一则八法"作为治疗中医疑难危重症综合诊疗管控规范，在临证上取得了较好的临床疗效。现将我们治疗中医疑难危重症综合诊疗管控规范"一则八法"的学术思想及经验介绍如下：

第一节　治病"一则"

一、治病必求于本

世界卫生组织1996年在《迎接21世纪的挑战》报告中指出："21世纪的医学将从疾病医学向健康医学发展；从重治疗向重预防发展；从对病源的对抗治疗向整体治疗发展；从对病灶的改善向重视生态环境的改善发展；从强调医生的作用向重视病人的自我保健作用发展；从以疾病为中心向以病人为中心发展。"历史与实践证明，中医学完全符合21世纪医学发展方向，其理论基础、思维方式、辨证论治模式以及传统养生之道和"治未病"的思想精髓，无不证明一个道理：注重可持续发展的中医学在21世纪将显示出独到而旺盛的生命力，中医药将与人类共存。

我们提出中医治病是在中医药理论指导下，扶正祛邪，攻补兼施，动静相合，寒热并用，标本兼顾，上下兼治，内外互治。不限于气阴两虚、脾肾阳虚、肝肾阴虚、阴阳两虚、痰瘀浊毒、毒损肾络、邪伏膜原等，根据阴阳、寒热、虚实、表里、气血津液、邪毒、络脉等而辨证求因，审因治人，标本同治，治病治本。这是中医的根本治则。

古语云："上医治国，中医治人，下医治病。"治国者，中医之道也；治人者，中医之本也；治病者，不治已病，治未病，中医之术也。辨证求因，审因论治，治人救命者，中医之责也，治病必求于本。

（一）辨证求因，审因论治，急则治标，缓则治本，标本兼治，治病必求于本

这些年我们从中医整体理论出发，坚持以继承为特色，发展为中心，创新为重点，不断实践，提倡辨证求因，审因论治，深入探讨中医理论。

"辨证论治"的基本概念形成于《黄帝内经》，基本法则奠定于《伤寒论》。辨证论治是中医区别于其他医学的特色，是中医学的特色与精髓，我们强调辨证论治首先要辨出主证，兼顾他证，注意辨识真假。反复强调辨证是论治的依据，论治是辨证的检验，辨证论治过程中必须弄清证、病、症、候的概念。

《素问·至真要大论》曰："必伏其所主，而先其所因。"由此指出，辨证论治还要抓住疾病的病因，发生、发展变化全过程。我们认为单独强调辨证是不够的，应该先审病因，做到辨证求因，审因论治。若只单纯辨证论治，不去了解病因，就开方下药，将会陷入一味用药而不求溯源的境地。如治疗消渴，单纯降糖是远远不够的，而应更重视情志、体质、

饮食、寒温、食复、劳复在疾病发生、发展中的作用。

辨证，是用四诊（望、闻、问、切）收集各种有关疾病的症状、体征等资料，运用八纲辨证、脏腑辨证、卫气营血辨证、三焦辨证等具体方法进行分析、归纳、综合，判断疾病属何证的整个过程。其中"辨证"中的"证"是指"证候"。证候不是证型，型是铸器之模子，是不能变的。证候是不断变化的，可分析认识的，证是可认、可辨、可逆、可治，型是不可认、不可辨、不可逆、不可治，证与型之区别在于"变"。治，是根据辨证确定相应的治疗法则，根据法则再制定具体措施，即治法。治则是总的战略、策略，治法是具体战术。如寒者热之，热者寒之，虚者补之，实者泻之，是治则；清热解毒、补中益气、滋阴清热、温肾助阳化气等为治法。治法与治则统称为法则。

辨证与论治，是治病过程中的两个不同阶段，是互相联系的。辨证是识病，论治是治人。辨证是论治的前提和依据，论治是治疗疾病的手段和方法，也是对辨证的检验。辨证论治要抓住两点，一是辨出主证，兼顾他证，注意辨识真假，二是抓住疾病的发展变化，"谨守病机，各司其属"。主证，是疾病各种证候变化中起主要作用的证候。主证具有以下两个条件：一是比较固定的可以作为辨证依据的症状，二是能表达病变主要方面的症状。辨别主证有三大关键：一辨轻重缓急，二辨先后因果，三辨真假异同。

辨证求因是中医辨证论治中的一个重要的环节。中医认为，临床上没有无原因的证候，任何证候都是在某种原因的影响和作用下，使患病机体产生的一种病态反映。病因作用于人体而产生疾病，疾病则以证候的形式表现于外。证候是现象，病变是本质，现象是本质的反映，本质决定着现象，证候和病变又是结果，病因是引起证候和病变的原因。因此，辨证求因是通过对证候的仔细观察，并结合时令气候、情志改变和体质因素等全面分析，以探究和认识其病因的过程，亦名审证求因。这里的"因"包含了引致疾病的原因，包括了西医病名，还包括疾病的病机所在。通过辨证求因，可以识别外应的证候，从而认识和掌握疾病的原因和病变本质。《灵枢·本脏》云："视其外应，以知其内脏，则知所病矣。"《丹溪心法》对此做了进一步阐述："欲知其内者，当观乎外。诊于外者，斯以知内。盖有诸内者形诸外，苟不以相参而断其病邪之逆顺，不可得也。"同时在辨证求因过程中，还要分析已有的证候特征，尤其要抓住主证，还要探求应该出现而没有出现的证候。正如《素问·至真要大论》云："有者求之，无者求之，盛者责之，虚者责之。"只有这样，才能求得真实的病因和病机所在。在慢性肾病治疗过程当中，我们认为本病起于喉核，强调外感六淫之邪侵入咽喉在发病过程中的重要性，绝不单纯治肾。

《素问·汤液醪醴论》云："知标本者，万举万当，不知标本者，是为妄为。"充分体现了"标本"的重要性。《景岳全书》又云："病有标本者，本为病源，标为病之变。"标本，是用以概括和说明在一定范围内，疾病相对的两个方面及其内在联系的概念。一般地说，"本"代表着疾病过程中占主导地位和起主导作用的方面，而"标"则是疾病中，由"本"相应产生的或属次要地位的方面。所以，大多是"治病必求于本"，不存在标本先后缓急的问题。但是，在复杂多变的病证中或是在疾病严重危急阶段，就必须考虑治标治本的轻重缓急。比如，患者大出血、高热、大汗、吐泻不止、二便不通、腹水胀满等危急证候，就应采取"急则治其标"的方法，再"缓则治其本"。正如《黄帝内经》云："先热而后生中满者治其标""小大不利，治其标"。还有急性热病的中、后期或恢复期，虽然其邪热未净，但其阴液已虚，故多用益阴增液之法以治其本。若标本并重，如肺肾气虚的咳喘患者，一般情况下，以补肺肾治其本；若兼痰热壅肺，又当先清肺化痰治其标。则可采用标本同治或标本兼顾的方法。

如消渴的基本病机特点为本虚标实，本虚为气血阴阳、五脏亏虚，以肾为根本，标实多为气滞、血瘀、痰凝、湿阻、浊毒内生等。针对消渴及并证的病理特点，我们确立扶正祛邪、标本同治的疗法。在治疗消渴并证时，时医常从并病治起，忽略消渴本身。我告诫他们，不可忽视对消渴本病的治疗，必须重视阴津亏损、燥热偏盛、禀赋不足的事实，在治疗时注重对脾胃、散膏的固护，标本兼顾，充分考虑消渴本病特点。

（二）不治已病治未病，不治已乱治未乱，治病必求于本

《黄帝内经》首篇《素问·上古天真论》就强调中医"治未病"的重要性。提出要道法自然才能"尽终其天年，度百岁乃去。""治未病"一词，出自《黄帝内经》，是中医学重要的防治思想。《素问·四气调神大论》云："是故圣人不治已病治未病，不治已乱治未乱，此之谓也。夫病已成而后药之，乱已成而后治之，譬犹渴而穿井，斗而铸锥，不亦晚乎！"《素问·刺热篇》云："病虽未发，见赤色者刺之，名曰治未病。"仲景曰："若人能养慎，不令邪风干忤经络，适中经络，未流传脏腑，即医治之。"中医一直以来强调治未病。治未病的内容包括"未病先防"和"既病防变"两个方面。一是未病先防，指在人体发生疾病之前，采取各种措施，做好预防工作，以防止疾病的发生。这是中医学预防疾病思想最突出的体现。正如《丹溪心法》云："是故已病而后治，所以为医家之法；未病而先治，所以明摄生之理。"未病先防旨在提高抗病能力，防止病邪侵袭。二是既病防变，不仅要截断病邪的传变途径，而且要"务必先安未受邪之地"，即根据其传变规律，实施预见性治疗，以控制其病理传变。如《金匮要略》云："见肝之病，知肝传脾，当先实脾。"临床上治疗肝病时常配合健脾和胃之法，就是要先补脾胃，使脾气旺盛而不受邪，以防止肝病传脾。因此在防止疾病发生、发展的过程中，一定要掌握疾病发生、发展的规律，了解其传变途径，做到早期诊断，防其传变，有

效治疗。

我一贯重视摄生养慎，防微杜渐。常引经据典，告诫后生，未病先防，既病防变。如《伤寒论》云："自利不渴者，属太阴，以其脏有寒故也，当温之，宜服四逆辈。"寓补火生土之意，以防止脾病及肾。我们应从整体观出发，注意掌握疾病的传变规律，治疗疾病于未传之时，防止病情的加重及疾病的发展变化。如消渴的阴虚燥热证，失治、误治有可能发展为眩晕的阴虚阳亢证，甚则发展为脑卒中*的阳亢动风。又如糖尿病患者一旦出现腰酸、乏力、夜尿增多等非特异性症状，我们提出在消渴未成之时，可从饮食、起居、情志调节、劳逸适度、增强体质等方面防止体内生毒；消渴已成之时可调节气血、阴阳，防止毒邪致并证；消渴并证已成应解毒通络，清除毒邪。我们综合治疗消渴，重视情志疗法，饮食疗法，运动疗法及太极拳、五禽戏等养身调心的传统锻炼方法的综合运用。控制血压、调节血脂，避免应用损害肾脏功能的药物，防止糖尿病肾病的发生。

（三）扶正祛邪，鼓舞精气神，治病必求于本

"治病必求于本"中，最主要的是调整扶正与祛邪的关系。《灵枢·小针解》云："神客者，正邪共会也，神者，正气也，客者，邪气也。"正，即正气，指人体抗邪的能力，也指人体内的"精气神"。它是指人体的机能活动（包括脏腑、经络、气血等功能）和抗病、康复能力而言，通常简称为"正"。邪，是邪气。中医学认为，邪气有广义和狭义之分。广义的邪气是各种致病因素的总称，它主要包括六淫、七情、饮食、劳逸、痰饮、瘀血等；狭义的邪气是一个具体的概念，如暑邪、湿邪、疫邪等，有着特异的属性与致病性。正与邪是对立统一的两个方面，疾病的发生、发展，在一定意义上，可以说是由正邪双方力量的消长而决定的。

---

*注：中医一般称脑卒中为中风。

我们指出邪气是致病的外因，正气是致病的内因。外因是条件，内因是依据，为什么感受同样的邪气，有的人发病，有的人不发病？必有其内在的因素在起作用。《黄帝内经》云："夫精者，身之本也，故藏于精者，春不病温。"吴鞠通曰："不藏精非主房劳说，一切人事之能动摇其精者皆是。"《管子》进一步认为，精气是构成生命的要素。《管子·内业》云："凡人之生也，天出其精，地出其形，合此以为人，和乃生，不和不生。"天之精气与地之形气相合，人就存活，反之则死亡。《管子·内业》云："精存身生。其外安荣，内藏以为泉源，浩然和平，以为气渊。渊之不涸，四体乃固，泉之不竭，九窍遂通。"指出精气充足，不仅四肢坚固，体质健壮，而且能使九窍通畅。因此"精"字，实指人身之正气而言，意与《黄帝内经》"正气存内，邪不可干""邪之所凑，其气必虚"之理相同，《时病论》所谓"壮者邪不能居"之意。《灵枢·百病始生》云："风雨寒热不得虚，邪不能独伤人。"充分说明了邪气是否会致病取决于正气是否充足。因此，治病的根本目的是扶正祛邪，鼓舞精气神，使邪去正复，向有利于疾病痊愈的方向转化。

（四）调整阴阳，调理气血，调畅经络，治病必求于本

现存最早的中医理论著作《黄帝内经》中明确道出阴阳是人之根本："阴阳者，天地之道也，万物之纲纪，变化之父母，生杀之本始，神明之府也，治病必求于本。"中医认为，在正常生理情况下，阴与阳二者相互依存，相互制约，互根互用，维持着动态的平衡，这是进行正常生命活动的基本条件。疾病的发生及其病理过程，正是各种疾病因素作用于机体，导致机体阴阳消长失去协调关系的结果，这是一切疾病发生的最基本的原理。正如《素问·生气通天论》云："阴平阳秘，精神乃治，阴阳离决，精气乃绝。"因此中医治病在于调整阴阳。《素问·至真要大论》亦指

出："谨察阴阳所在而调之，以平为期。"

调整阴阳，是根据机体阴阳消长失去相对的平衡而制定的一种法则。凡表里出入、上下升降、寒热进退、邪正虚实以及营卫不和、气血不调等，无不属于阴阳失调的具体表现。如《素问·阴阳应象大论》云："审其阴阳，以别柔刚。阳病治阴，阴病治阳，定其血气，各守其乡。"调整阴阳这一法则，对疾病的治疗具有普遍的指导意义。通过调整阴阳，能使各种失去协调平衡的阴阳矛盾双方重归于平衡，而达到治愈疾病的目的。

气和血都是维持人体生命活动的必不可少的重要物质，它们流于全身，无处不到。"气为血帅""血为气母""气主煦之，血主濡之"。气血各有其功能，又相互依存，相互为用。气能生血、行血、凝血。血能为气的活动提供物质基础，血能载气。当气血的这种相互滋生、相互为用、相互促进的关系失常时，即会出现各种气血失调的病证，导致全身性的病变；任何病邪致病，在一定阶段，又都会影响到气和血。所以调理气血就治疗疾病而言，具有全局性的指导意义。

中医经络为识病之要道，我们呼吁治疗消渴不仅要注意脏腑、经络、气血、津液，还须关注经络在本病发生演变过程中的作用，应重视经络辨证在防治消渴中的运用，并倡导将脏腑、经络、气血、津液辨证法有机结合起来，另辟蹊径，有的放矢，有利于开拓出新思路、新方法。如通过舌下络脉粗细、色泽可提示消渴血瘀是否存在。又如在治疗消渴肾病时，基于《灵枢·经脉》"肾足少阴之脉……其直者，从肾，上贯肝膈，入肺中，循喉咙，挟舌本"，我们在临床上常加用解毒利咽之药，保护咽喉，下病上治，皆因咽喉上通口鼻，下连肺脏，络属肾脉。

人体是一个有机联系的整体，在局部与整体之间、人体与外界环境之间，都存在着对立统一的关系。各脏腑组织之间，通过经络沟通内、外、上、下，联系成为一个完整的机体，进行正常的生理活动。当发病时，各脏腑组织器官也相互影响，任何一个病证或一个局部症状，都和人的整体密切相关。中医学强调在治疗过程中，既不能只看到病情的局部而不看整体，孤立地头痛医头，脚痛医脚，也不能只注重整体而不注重局部，只进行泛泛的全身治疗，而忽视对局部症状或特殊体征的认识和处理。因此，中医在治病过程中，应从整体出发，调整阴阳，调理气血，调畅经络，以求"治病必求于本"，从而达到治愈的目的。

第二节　治病"八法"

中医讲"理法方药"，其中"法"是指中医治法，中医治法是中医基础理论的重要组成部分，贯通辨证论治的全过程，并将"理法方药"整体地运用于临证实践的关键环节。早在《黄帝内经》中就初步奠定了中医治法的思想理论基础，载有许多治法的理论和具体方法。《伤寒论》中创造性地总结出一套中医辨证论治的体系，丰富和提高了治法的内容，总结出若干具体的治法及相应的方剂。历代医家不断发展并进行分类归纳，现在为大多数人认同和沿用的是清代程钟龄《医学心悟》中"八法"的内容："论病之情，则以寒、热、虚、实、表、里、阴、阳八字统之。而论治病之方，则又以汗、和、下、消、吐、清、温、补八法尽之。盖一法之中，八法备焉。八法之中，百法备焉。"

然而，我们所提出的治病"八法"并非单指《医学心悟》中的"八法"，此"八法"是我在中医基础理论的指导下，结合50多年的临床经验，主要针对中医疑难危重症综合诊疗所提出的治疗方法。其内容包括：内外同治法，节食散步法，养生静卧法，标本兼顾法，反省醒悟法，精神养心法，心得日记法，依从教育法。

一、内外同治法

内治法是通过口服药物治疗疾病的方法。《黄帝内经》中所说的"毒药攻其中"，指的就是口服药物，即内治法。用内治法治疗疾病时，一般是将多种药物按一定的原则配合使用，也可使用单一的药物。内治法根据药物或方剂的不同作用又可分为汗法、吐法、下法、温法、和法、清法、消法，补法。

我们临床用药，博采众方之精华，善用经典方剂，如达原饮、八正散、六味地黄丸、荆防败毒饮、白虎加人参汤、黄连阿胶鸡子黄汤、补阳还五汤等。应用古方灵活变通，如胸闷疼痛者取"栝楼薤白白酒汤"之栝楼、薤白，胃胀不舒者取"叶氏养胃汤"之水红花子、莱菔子，清阳不升者取"补中益气汤"之升麻、柴胡等。我们强调临证时必须分析主证、主药，根据病情加减，不断创新，总结自己的经验及用药规律。内治法在临床上既可单独使用，又可根据病情与外治法配合使用，相得益彰，收到更好的临床疗效。

外治法是药物直接作用于皮肤和黏膜，通过局部吸收，从而达到治疗目的的一种治疗方法。相对内治法而言的法则。《理瀹骈文》说："外治之理，即内治之理；外治之药，即内治之药。所异者法耳。"指出了外治法与内治法只是在给药途径上的不同。

中医内科疾病的外治法由来已久，本方法具有药少效捷、法简价廉、易于推广等特点，是别具匠心的治疗方法之一。外治法始于《黄帝内经》，在《黄帝内经》中就有用桂心渍酒以熨寒痹、用白酒和桂以涂风中血脉的记载。张仲景的《伤寒论》《金匮要略》论述外治法颇多，如火熏令其汗、赤豆纳鼻、猪胆汁蜜导法、猪膏发煎润导大便、小儿疳积点药烙之、苦参汤洗法、雄黄熏法等，其治法已比较完备，可视为形成期。在其后的漫长历史中，外治法得到发展与普及，适应证多达30

余种，其有效膏药有近百种之多。功效有祛邪扶正、协调阴阳、枢转升降等。我们在运用内治法的同时，常常配合足浴法、外敷法、熏洗法、灌肠法等外治法治疗消渴并证。如治疗消渴合并眩晕选用附子、牛膝、车前子、吴茱萸等水煎浴足，可引火归元，达上病下治的目的；治疗消渴周痹、消渴足病（糖尿病足）未破溃之时，多选用化瘀、通络、止痛之中药，如牛膝、红花、伸筋草、透骨草、桂枝、鸡血藤、土茯苓、大黄等药水煎浴足；消渴足病肢体溃破可用鸡蛋黄油外敷患处；消渴合并热淋，治疗常配清热解毒、祛风杀虫止痒的药物外用熏洗，对于反复发作者，擅用雄黄入外洗液中；消渴合并水毒症（尿毒症）时取大黄、厚朴、枳实、牡蛎、黄芪、金银花等水煎取汁，灌肠以通腑排毒、祛瘀泄浊；治疗高血压病时常配合中药浴足（药用制附子、莱菔子、车前子、牛膝、透骨草等），以上病下治，获效者屡见不鲜。总之，内科疾病的外治法是前人给我们留下的宝贵财富，我们应当努力继承，使之在医疗保健事业中重放异彩。我在治疗肾脏疾病时，口服药与灌肠药合用以攻补兼施、去瘀生新、益肾通络解毒，配合严格禁食蛋白，以清淡蔬菜为主食，按体重合理摄入热量，充分休息，适量运动，蛋白消失，肾功能恢复正常，打破了西医"不可逆"的说法。

除此之外，合理的服药时间是保证临床疗效的必要条件之一，应改革"一剂药日服两次"的传统给药时间，应根据病程、病情及患者的自身体质确定具体的给药方法。以使药物在血液内的有效浓度维持均衡，有利于病邪的截断和病势的扭转，以避免药材浪费。同时中药的炮制和煎煮方法也是影响疗效的关键因素，临证中要给予充分的关注。

附：中药煎服方法

1.中药煎服方法（一日口服法）

1剂中药煎煮3次，每天喝3遍，熬一次喝一次。煎药前用手将药压实，加水没过手背两横指，浸泡10分钟。

（1）大火煮至沸腾，改为小火煮20分钟，取汁120毫升，早饭后20分钟口服。

（2）将上次煎煮剩下的汤药大火煮沸即可取汁120毫升，午饭后20分钟口服。

（3）加水少许，大火煎煮至沸腾，改为小火煮20分钟，取汁120毫升，晚饭后20分钟口服。

2. 中药煎服方法（两日口服法）

1剂中药服2天，每天早饭后、晚饭后服用。每剂药煎煮四次，煎药前用手将药压实，加水没过手背，浸泡10分钟。

（1）大火煮至沸腾，改为小火煮20分钟，取汁120毫升，早饭后20分钟口服。

（2）将上次煎煮剩下的汤药大火煮沸即可取汁120毫升，晚饭后20分钟口服。

（3）加水少许，大火煎煮至沸腾，改为小火煮20分钟，取汁120毫升，第二天早饭后20分钟口服。

（4）加热剩余的药液煮至沸腾，关火后，挤出全部汤汁，第二天晚饭后服。

二、节食散步法

《素问·奇病论》记载："此人必数食甘美而多肥，肥者令人内热，甘者令人中满，故其气上溢转为消渴。"故人们平素要控制肥甘厚味、高脂高糖、生冷瓜果的摄入。在消渴及并证的治疗中，我们特别重视对患者饮食的控制，重视对患者的治疗指导，甚至每每患者来诊都会引经据典：《备急千金要方·消渴第一》云："若能如方节慎，旬月可瘳。不自爱惜，死不旋踵。方书医药实多有效，其如不慎者何？其所慎有三：一饮酒，二房室，三咸食及面。能慎此者，虽不服药而自可无他。不知此者，纵有金丹亦不可救，深思慎之。"

我们在服用中药的同时配合饮食治疗，自观察之日起，要求患者严控饮食。特意制定饮食表（以患者体重60千克左右为例）：

1. 糖尿病患者饮食

每日按体重所需摄入热量分配饮食（称重、恒定、永久饮食）60千克×30千卡[*]=1800千卡

（1）三餐：

早餐：米饭100克，蔬菜250克，瘦肉50克，豆制品50克

午餐：米饭150克，蔬菜250克，瘦肉50克，豆制品50克

晚餐：米饭100克，蔬菜250克，瘦肉50克，豆制品50克

（2）合理饮食：

主食：大米饭、小米饭、二米饭。

蔬菜：大白菜、小白菜、芹菜、苦心菜、娃娃菜、莜麦菜、韭菜、生菜、油菜、苦瓜、黄瓜、冬瓜、西葫芦、洋葱、茼蒿。

肉类：瘦肉。

（3）饮食禁忌：

①白面、玉米面、粥、各种水果及过咸、甜食物。②鱿鱼、动物内脏、脑及海鲜等。③火锅、麻辣烫、过桥米线、油炸品等辛辣炙煿之品。④花生米、瓜子、葡萄干等干果。⑤土豆、地瓜、南瓜、芋头、山药、粉条、菠菜、茄子、木耳、豆角、酸菜、蘑菇、西红柿等食品。

---

[*] 注："千卡"（kcal）是热量也称为能量、热能或卡路里的单位。在很多正式场合，比如食品标签或学术论文中，能量的单位要用"千焦"（KJ）。两种单位的换算关系是1千卡 =4.18千焦。例如，100克米饭大约可提供能量116千卡，即484.88千焦（116×4.18 = 484.88）。在本书中，我们一律使用"千卡"（kcal）这一能量单位。

（4）散步：

早餐后休息20分钟，再散步20分钟。

午餐后休息30分钟，再散步30分钟。

晚餐后休息40分钟，再散步40分钟。

（5）注意：

①每日散步90分钟，劳累即可休息，运动时间相差不超过5分钟。

②不吃萝卜，不饮茶，不喝咖啡，远离保健品。

③保持规律的生活方式，规律作息，晚饭后4小时入睡。避风寒，保温暖，调情志。

2. 尿蛋白阳性患者饮食

（1）三餐：

早餐：米饭150克，蔬菜250克

午餐：米饭150克，蔬菜350克

晚餐：米饭100克，蔬菜250克

（2）合理饮食：

主食：大米饭、小米饭、二米饭。

蔬菜：大白菜、小白菜、芹菜、苦心菜、娃娃菜、莜麦菜、韭菜、生菜、油菜、苦瓜、黄瓜、西葫芦、洋葱、茼蒿、各种山野菜。

（3）饮食禁忌：

①大豆腐、干豆腐、豆皮、豆芽等豆制品。②鱼子、鱼鳔、鱼脑及各种海鲜。③花生米、瓜子、葡萄干等干果。④火锅、麻辣烫、过桥米线、油炸品等辛辣炙爆之品。⑤面、粥、生冷瓜果及过咸、甜食物。⑥鸡蛋、牛奶、土豆、豆角、茄子、酸菜、粉条、木耳。

（4）注意：

①防过劳，宜卧床休息。

②不吃萝卜，不饮茶，不喝咖啡，远离保健品。

③保持正确生活方式，规律作息，晚饭后4小时入睡。

④避风寒，保温暖，调情志，按时用药。

3. 痛风患者饮食

（1）三餐：

早餐：米饭150克，蔬菜250克

午餐：米饭150克，蔬菜350克

晚餐：米饭100克，蔬菜250克

（2）合理饮食：

主食：大米饭、小米饭、二米饭。

蔬菜：大白菜、小白菜、芹菜、苦心菜、娃娃菜、莜麦菜、韭菜、生菜、油菜、西芹、苦瓜、黄瓜、西葫芦、洋葱、蒜薹。

（3）饮食禁忌：①鱼子、鱼鳔、鱼脑及各种海鲜。②动物内脏及各种肉类。③火锅、麻辣烫、过桥米线、油炸品等辛辣炙煿之品。④土豆皮、茄子皮、茼蒿、菠菜、豆角、酸菜、西瓜、香菇等。⑤干豆腐、大豆腐、豆皮、豆芽等豆制品。

（4）注意：

①严格执行饮食表，服药期间不吃生、冷、瓜、果。

②不吃萝卜，不饮茶，不喝咖啡，远离保健品。

③保持规律的生活方式，规律作息，晚饭后4小时入睡。

④避风寒，保温暖，调情志，按时用药。

4. 热量及含糖量表

每百克食物 ＼ 种类	大米	大米饭	米面	馒头	面条	玉米	江米	小米	小米粥	小米饭	玉米饼
含糖量（克）	77.7	27.0	74.4	48.0	57.0	69.5	69.5	77.0	7.0	27.0	50.0
热量（卡）	348	352	344	252	200	340	340	340	100	350	250

三、养生静卧法

1.防止过劳，卧床休息

《素问·上古天真论》云："夫上古圣人之教下也，皆谓之虚邪贼风，避之有时，恬淡虚无，真气从之，精神内守，病安从来？"中医提倡恬淡虚无，清心少欲，安定清静。因为强烈的运动或长期反复的精神刺激会影响人体的"阴平阳秘"的状态，引起人体气机的逆乱，从而导致人体内气、血、津、液的运行失常。因此平时可以适当做一些养生保健运动，以防病强身。如华佗创制的五禽戏，模仿虎、鹿、熊、猿、鸟五种动物的运动状态。大量实践证明，这种运动确实能促使血脉流通，关节滑利，体质增强，防止衰老。还可以做些其他运动，如八段锦、太极拳、易筋经等，都能起到增强抗病能力的作用。

2.避风寒，保温暖，调情志，按时用药

《素问·上古天真论》云："法于阴阳，和于术数，饮食有节，起居有常，不妄作劳，故能形与神俱，而尽终其天年，度百岁乃去。"若"以酒为浆，以妄为常，醉以入房，以欲竭其精，以耗散其真，不知持满，不时御神，务快其心，逆于生乐，起居无节"，则"半百而衰也"。中医学还强调"病从口入。提倡"虚邪贼风，避之有时"，强调自我保健作用，避免风寒等外感邪气，多穿衣物，保温暖。"寒从足底生"，多注意足底保暖，可以用热水泡泡脚以改善局部血液循环，驱除寒冷，促进代谢，从而起到养生保健作用。此外，合理进补可及时补充气血津液，多吃羊肉、鸡肉、甲鱼、核桃仁、大枣、龙眼肉、山药、莲子、百合、栗子等。以上食物均有补脾胃、温肾阳、健脾化痰、止咳补肺的功效。当然体质偏热、易上火的人士应注意缓。少食为好，忌一切寒凉之物，如冰激凌、生冷瓜果等食品。

此外，还应该调畅情志。《黄帝内经》强调了情志的重要性："余知

百病生于气也，怒则气上，喜则气缓，悲则气消，恐则气下，寒则气收，炅则气泄，惊则气乱，劳则气耗，思则气结。"清朝喻昌《医门法律》曰："心怵惕思虑则伤神""五志惟心所使"。凡情志失调，思虑过度，皆可耗伤心神，气机逆乱，导致疾病的发生。因此，需要做到"独立守神""无思想之患""无恚嗔之心""美其食，任其服，乐其俗，高下不相慕"等，保持愉悦的心情，即可远离疾病。

四、标本兼顾法

标本兼顾，一方面是指疾病中的标本缓急应遵循"急则治其标，缓则治其本"的原则。《素问·标本病传论》云："病发而有余，本而标之，先治其本，后治其标；病发而不足，标而本之，先治其标，后治其本。谨察间甚，以意调之，间者并行，甚者独行。"《灵枢·师传篇》又云："黄帝曰：治之奈何？岐伯曰：春夏先治其标，后治其本；秋冬先治其本，后治其标。"《素问·至真要大论》云："病有盛衰，治有缓急。"何病急治，何证缓治，何方先施，何药后用，是施治前须综合考虑的问题。《温热经纬》又云："否则前后不循缓急之法，虑其动手便错。"标本，是指疾病的主次本末。一般认为，标是疾病的枝节和表象，本是疾病的本质，证候是标，病机是本。缓急有两义：一为病证缓急，指病证的发展速度和危害性；二为治疗缓急，指治疗应有计划、有步骤地进行。这里主要指治疗有缓急原则，决定治疗先后步骤的因素是标本，一般按照"急则治其标，缓则治其本，标本俱急者，标本同治"的原则进行治疗。

另一方面指的是"病为本，工为标"。医患相互配合，标本相得，邪气制服，其病痊愈。医生应调动患者之防病、抗病、治病能力，调动患者的精气神，促使患者早日康复。内因是关键，外因是条件，外因通过内因起作用，即标本兼顾之道。

对于消渴肾病的认识，正邪（毒）交争是其基本病理。毒损肾络，肾元亏虚，肾之体用俱病是消渴肾病迁延难愈的根本原因。在消渴肾病中把握毒邪致病的环节，就是抓住了消渴肾病的共性发病环节，也就是抓住了矛盾的主要方面，并当结合标本缓急的不同，根据毒邪的性质特点，停留部位，兼挟及病势的发展情况、正气驱邪情况，综合考虑、判断，立法组方，随症治之，充分体现标本兼顾的治法。

五、反省醒悟法

人们生活总是离不开"吃、喝、拉、撒、睡、动、情"这七个方面，概括起来就是饮食、起居、运动、情志这四方面。我所提的"反省醒悟法"就是让患者在"吃、喝、拉、撒、睡、动、情"这七个方面对自己的患病原因进行充分的反省，并找出自己的学习、工作和生活中有损身体健康的一切不良因素，即时改正。

一定要从以下几个方面深刻反省，时刻反省，监督自己，早日醒悟，增强战胜疾病的信心、活力，恢复"精气神"，达到康复目的。

1. 省酸增甘，顾护脾胃

现在人们生活水平越来越高，很多人过食肥甘厚味，日常饮食以大鱼大肉等荤菜为主，且多以油炸为主，甚至有人煎炸食物至发焦生烟才觉得好香、好吃。而这些食物多为高蛋白、高脂肪和高热量，且难以消化的食物。过食会导致"饮食自倍，肠胃乃伤"的后果，常常引发糖尿病、高脂血症等相关疾病，过食发焦的食物可导致癌变。

《千金方》载，春节饮食宜"省酸增甘，以养脾气"，中医认为，人体的气血（相当于我们所说的能量）是由脾胃将食物转化而来的。又说脾胃是"后天之本"，就是人生存的根本。金元名医李东垣提出"内伤脾胃，百病由生"。因此脾胃之气健壮，人可延年益寿。多食酸性食物会使肝火偏亢，损伤脾胃。因此，宜增加甘、淡之味食物的摄入，以健脾胃之气。

"增甘"也并不是要多吃甜食，过食甜品反而容易助湿碍脾，而重在养护脾胃，宜多食五谷杂粮。如大枣，自古以来就被列为"五果（枣、李、杏、栗、桃合称五果）"之一，具有补益脾胃、滋养阴血、养心安神、缓和药性、软化血管、防治高血压、治疗过敏性紫癜、辅助治疗肝硬化等功效，是病后调养佳品；山药也是春季膳食佳品，有健脾益气、滋肺养阴、补肾固精的作用。

此外，还可食锅巴、韭菜、菠菜、荠菜、鸡肉、鸡肝等。少食酸，如西红柿、柠檬、橘子等。还要养成喝水和定时吃饭的好习惯：三餐饭前、饭后一小口水，睡前、晨起后一大口水，每日饮水总量约1300毫升。6点半吃早餐，11点半吃午餐，17点半吃晚餐。

2. 调畅情志，疏肝养肝

由于现代人生活方式的改变，人们常过于忙碌，三餐不继，进而情志不畅，导致郁怒、着急上火而出现眼睛发胀红赤、眼眵多、两胁胀痛、口干苦等一系列的症状。中医五行学说中，肝属木，与春相应，开窍于目，在志为怒，喜畅达疏泄而恶抑郁。其具有调节气血，帮助脾胃消化食物、吸收营养，以及调畅情志、疏理气机的作用。

因此，疏肝首先应调理情志，保持乐观开朗的情绪。养肝宜多食辛温发散的大枣、豆豉、葱、香菜、花生、韭菜、虾仁等，不宜吃酸收之味，因为酸味入肝，具收敛之性，不利于阳气的生发和肝气的疏泄，饮食调养要投脏腑所好。

3. 劳逸结合，生发阳气

现在人们多了一种生活方式，就是熬夜，在大都市尤为多见。中医认为，熬夜往往会伤肾中精气，并损伤心神、肝魂、肺魄。临床上常常出现心慌心悸、头晕目眩、腰酸乏力、精神恍惚等一系列精气不足的表现。我们认为人最好的睡觉时间是晚饭后4小时，即子时之前。因为子时是胆经最旺盛的时候，是一天中最黑暗的时辰，也是阳气开始生发之时，适合静卧熟睡。《灵枢·大惑论》云："阳气尽则卧，阴气尽则寤。"因此22点入睡正好，否则会伤胆气。23点到凌晨1点为子时，胆气最旺，人在睡眠中才能养蓄胆气，睡晚了会伤胆气，重则可出现"怯证"即抑郁症。

早起要选择在卯时，以6点至6点30分为最佳。此时阴气尽、阳气升，即"阴气尽则寤"，经过充足的睡眠，身体的疲劳消除，大脑由抑制状态转入兴奋状态，开始新一天的活动。此时也是大肠经旺盛的时候，宜醒来即排便，养成良好的习惯，预防便秘形成。

劳逸结合，可以做一些适当的运动。以"动"来使阳气得以生发，调动身体的阳气，这样可以使精神愉悦、身体健康，如进行散步、慢跑、八段锦、打太极拳等运动。

六、精神养心法

随着现代社会精神文明与物质文明的迅速发展，人们的生活方式发生了显著变化，常处于生活节奏加快、竞争激烈、应激频繁的紧张状态，使得心理因素与人体的健康以及疾病的产生、发展和防治之间的关系更为密切，并且日益受到人们的关注。

经过熟读经典，结合多年的临床经验，我提出一种特色的"心理精神疗法"，且在临床诊疗疾病中，尤其是对于消渴及并证的患者，配合运用心理精神疗法，取得了非常好的临床效果。《灵枢·决气》云："两神相搏，合而成形，常先身生，是谓精。"《灵枢·本神》云："故生之来谓之精，两精相搏谓之神，随神往来者谓之魂，并精而出入者谓之魄，所以任物者谓之心。"就是说与生俱来构成人体和维持生命活动的基本物质称为精，阴阳两精交媾而生成的东西称为神，依赖先天之精而又与往来活动的东西称为魄，用来接受外界事物的刺激而又能做出相应反应的东西称为心。所以患者为疾病担心而产生恐惧的情绪时就会影响心。正如《素问·经脉别论》所云："惊而夺精，汗出于心。"

此外，在《黄帝内经》中还有其他关于"心与精神"的诸多记载："心藏神。""心者君主之官，神明出焉。""心者，五脏六腑之大主也，精神之所舍也，心伤则神去，神去则死矣。""心藏脉，脉舍神。""积神于心，以知往今。"这些描述都充分说明"心"和"精神"的关系密切。

临床中，当面对疾病的时候，来就诊的患者都会有一种焦虑和担心的情绪，甚至恐惧的心理。我的做法是医患互动，进行良好的医患沟通，通过"一则八法"的具体应用使患者消除焦虑、担心和恐惧的心理，这就是"精神养心法"。在接诊中，我会通过"辨证求因，审因论治"准则找到患者的病因所在，此时也就是找到了患者的焦虑和担心，甚至恐惧所在，帮助患者找到自己身上的不良习惯；在诊疗中，我会引经据典引导患者进行自我管理，嘱咐患者节制饮食，养生静卧，监督患者写心得日记，让患者真正认识到自己身上的不良习惯并改正；还会特意嘱咐患者做到"恬淡虚无，真气从之"，这样才能"精神内守，病安从来"。

《素问·金匮真言论》云："夫精者，身之本也。"《素问·六节藏象论》云："心者，生之本，神之变也。"《灵枢·小针解》云："神者，正气也。"所以中医诊病一定要强调"精神养心法"的重要性。在诊疗过程中，医生要做到"辨证求因，审因论治"。医生为中心，患者为根本，疗效为目标，建立正确的医患关系，通过医患互动，从"心与精神"的角度出发教导患者，激发患者内在的"正气"和"精气神"，提高患者战胜疾病的自信心，从而使正气战胜邪气，早日达到阴阳平衡，最终实现身体康复。

七、心得日记法

心得日记法即把每日所为、所想做精确的记录，包括血压、血糖的自我监测以及饮食、运动情况，煎药和服药等方面用日记记录下来。不仅便于医生了解患者的精神和身体状况，还可以帮助患者形成自我监督的良好习惯。每天都要严格地监督自己。"择其善者而从之，其不善者而改之。"写下治疗过程中的心得体会、疑难问题、想法建议等。同时医生自己也要建立患者的个人诊疗档案。

我从事多年临床，矢志不移，与患者沟通，让患者坚持写日记，养成良好的自我管理习惯。我经常对患者说："要像照顾婴儿一样呵护自己。"这种方法不仅得到了患者的支持，也得到了同行的认可。每次患者写完心得日记，我都会给患者批阅，从患者的日记当中，明显可以看出患者的生活方式合不合理，是否服从医嘱。对于不遵从医嘱的患者，我会严厉地进行说服教育，并且告诉患者现在的生活方式存在的隐患，并嘱咐监督患者改正；对于认真遵从医嘱的患者，我会积极鼓励，引导患者继续治疗。

临床中几乎所有患者都会认真地服用医生们开的汤药，但只有很少的患者会从自身的"吃、喝、拉、撒、睡、动、情"这七个方面找致病原因。我从30例临床病例随机调查中，发现通过心得日记的记录，可以总结出影响疾病的高危因素，找到病因所在并及时改正。曾有患者因糖尿病来门诊就诊，就诊时尿蛋白（3+），并且血脂高、血糖高、血压高。在坚持中药治疗的同时，坚持写心得日记，将每天的吃喝拉撒，都记录了下来。大半年的时间里，不仅学会了如何自我管理，还克服了之前对疾病恐惧的心态。如今，尿蛋白正常，诸多症状均消失如常人。于是，他整理自己的日记，并在长春《城市晚报》上发表了名为《重生足迹》的长篇文稿。

再如陈某，其空腹血糖最高时达15.9 mmol/L，餐后2小时血糖19.7 mmol/L。2016年8月20日初诊，空腹血糖为7.9 mmol/L，餐后2小时血糖为11.9mmol/L，出现口干、乏力、舌红苔白等临床表现，未服用药物。予以有效治疗，并嘱咐患者，通过心得日记法记录日常的生活状态，找到生活中对自身健康不利的因素，包括饮食、起居、睡眠、情志等方面的因素。血糖一直呈下降趋势，最终降到了空腹血糖5.9 mmol/L，餐后2小时血糖7.7 mmol/L。

李某，日记记录：5月30日复诊当天查得空腹血糖6.2 mmol/L，餐后2小时血糖7.5 mmol/L，服药后，未服从医嘱，未严控饮食，自行食用土豆、腊肠、白菜等食物一段时间。血糖明显升高，6月10日查得空腹血糖为7.2 mmol/L，餐后2小时血糖为7.6 mmol/L。经我批评后，患者知道了这样做的危害，在"一则八法"的指导下血糖最终降至正常值而结束汤药治疗，嘱咐患者自我管理，自我监控血糖，病情变化随诊。

附：血压、血糖自我管理表

1. 血压动态管理表

测量时间、日期 备注	9:30		备注	15:30	备注
举例 2017.1.1	140/80 mmHg* 130/90 mmHg 150/96 mmHg	√		120/80 mmHg	×	
高血压≥140/90 mmHg 正常血压120/80 mmHg √表示吃药 ×表示不吃药						

---

* 注：mmHg是血压单位，读作"毫米汞柱（milimeters of mercury）"，是压力、压强的计量单位。本书为了方便读者没有采用计量单位千帕（kPa），它们的换算关系是1千帕(kpa)=7.5006168毫米汞柱(mmHg)，并且在图书后有换算附表。测量血压时，汞在标有毫米刻度的玻璃管内上升或下降，形成汞柱，它的端面在多少毫米刻度时，就叫多少毫米汞柱。

2. 血糖自我监测管理表

血糖	6：30	备注	8：30	备注
周头	空腹 （　　）	测量后再吃饭，但不吃药、不运动	饭后2小时 （　　）	测血糖后再吃药、运动
周尾	空腹 （　　）	测量后再吃饭、吃药、运动	饭后2小时 （　　）	测餐后血糖
周头即血糖自我监测一周之始，周尾即血糖自我监测一周之尾。				

八、依从教育法

《灵枢·师传篇》云："黄帝曰：顺之奈何？岐伯曰：入国问俗，入家问讳，上堂问礼，临病人问所便。"就是说在诊疗过程中，需要问患者的喜好，量其所宜，随顺调之。《灵枢·师传篇》又云："黄帝曰：胃欲寒饮，肠欲热饮，两者相逆，便之奈何？且夫王公大人，血食之君，骄恣从欲轻人，而无能禁之，禁之则逆其志，顺之则加其病，便之奈何？治之何先？岐伯曰：人之情，莫不恶死而乐生，告之以其败，语之以其善，导之以其所便，开之以其所苦，虽有无道之人，恶有不听者乎？"这段话的意思是黄帝问岐伯：如果胃热想吃寒冷的饮食，肠寒却想吃热的饮食，寒热两者是性质相反的，怎样治疗此症呢？特别是王公大人和一向肉食的君主，骄恣纵欲，看不起任何人，就无法使他们禁忌一些食物。让他们禁忌不利食物就会拂逆其意愿，顺从他们的欲望则加重其病情，怎么办呢？治疗时应该先治哪一方面呢？岐伯说：人之常情，没有不愿意活着而愿意死的。如果告诉病人哪些是对他身体有害的，哪些是对他有利的，引导病人做适宜的事情，用得病者的痛苦来劝诫病人，即使遇到不通情理的人，哪里还会不听从劝告呢？现在很多患者就跟古代的"王公大人和骄恣纵欲的君主"一样，放纵自己，不听从医嘱，不重视身体健康，不从自身找原因，对疾病更是一无所知。我受此启发，结合多年临床经验，提出"依从教育法"并强调其重要性，在诊疗过程中经过劝告与说服，通过讲清"情败善便苦"以达到医患协作。

有一患者姓焦，吉林市人，男，46岁，患消渴肾病肾衰多年，肌酐222，通过诊查，建议依从"一则八法"治疗且立即住院，焦患不依从医嘱。过两周后焦患就诊，查肌酐高达468，嘱咐患者立刻住院治疗，但焦患不依从"一则八法"管控规则，一周内擅自回家住宿5天。后查肌酐高达668，最终转院以透析维持生命。相反，同室住院万姓患者，男，48岁，查肌酐268，住院21天，听从医嘱，依从"一则八法"，治疗后查肌酐为98，临床治愈出院。而后一直坚持"一则八法"规则，定期复查，如今恢复健康，正常工作。

在中医基础理论指导下，我结合50多年的临证经验，创新性提出治疗中医疑难危重症综合诊疗管控规范的"一则八法"，强调中医治病必求于本。并提出在临证中要想做一个明明白白的中医人，就必须"有作为"，做到"读经典，跟明师，多临床"，谨守一则，活用八法，治有侧重，圆机活法，因时、因地、因人制宜，因证立法，以法统方，按方遣药，治病治本。更要"早作为"，"早作为"在中医治病当中的体现就是要求医生强化"不治已病治未病"的思想观念。正所谓"见肝之病，知肝传脾"，遣方用药时，适当加减药物，将疾病控制在"未传""未变"之时。在教导患者时，可以告知患者从"吃、喝、拉、撒、睡、动、情"七个方面时刻反省醒悟，改正自己不合理的生活方式，提升体内正气，防患于未然。"一则八法"是帮助患者控制消渴及并证和他病的有效机制。

不忘初心学会量心

下定决心读经典限

明师多临亲努力练

成铁杆真中医

贺安徽芸甲
南征书拼书画

★南征自勉题词

消渴安汤治病治本实录

消渴病机是燥热损伤散膏，浸蚀三焦，脾气不能散精于肺，造成水液代谢失调，气化升降出入不利，从而使湿浊、痰瘀内生，中满内热，元真受伤，膜原受损，由损生逆，由逆致变。而消渴安汤始创于20世纪70年代初期，是我经50余年临证实践摸索，逐渐研制而成，其疗效显著。

第二章　消渴安汤治病治本实录

　　我们在临床实践中对消渴、消渴肾病等治疗上已经有了很大进展，临证经验丰富，思路独特，形成了一套独特的理论体系。做到"师古不泥"，反复诵读经典，跟明师、多临床，对"散膏""膜原""络病学说""毒邪论"等反复推敲、研究，勇于创新。

　　消渴是指气血津液失运失化、脏腑阴阳气机逆乱所致的以多饮、多尿、多食及消瘦、疲乏、尿甜为主要特征的综合性病证。传统观点认为其主要病变部位在肺、胃、肾，基本病机为阴津亏耗，燥热偏盛。消渴日久，病情失控，则阴损及阳，热灼津亏血瘀，而致气阴两伤，阴阳俱虚，络脉瘀阻，经脉失养，气血逆乱，脏腑器官受损而出现眩晕、胸痹、耳聋、目盲、疖、痈、肢体麻疼、下肢坏疽、肾衰水肿、脑卒中昏迷等并证。辨证上以三消辨证为主，兼顾脏腑、气血津液辨证等。中医在治疗上根据"治未病"的思想（包括未病先防，既病防变），不但可以安全地控制血糖，防止低血糖反应，还在治疗糖尿病的同时防止了并发症的出现，对已有并发症进行治疗，并在临床控制的基础上防止复发。对消渴病位所在及其病因病机的论述，历代医家观点不一，以下只简述我的临证经验。

　　在消渴治疗方面，结合临床实践，推崇国医大师任继学教授"消渴在散膏"的理论，认为消渴总病机为先天禀赋不足，过食肥甘厚味，导致脾胃、散膏功能失调。《难经·四十二难》云："脾有散膏半斤，主裹血，温五脏，主藏意。"清朝张锡纯在《医学衷中参西录》中说："萃为脾之附脏。"萃即胰，亦称散膏。国医大师任继学教授认为："散膏，今胰脏，由先天之精化生而成，主裹血，温五脏，主藏意，内通经络血脉，为津、精之通道，外通玄府，以行气液，人体内外之水精，其升降出入皆由散膏行之。"散膏为脾之附脏，与脾共主运化，化生气血，升清降浊，输布精微，供养周身。因其位置附着于脾，与脾胃一样具有消化功能，所以应归于中焦，属土。散膏为消渴病位的理论，提醒我们治疗上着重调理脾胃、散膏之功能，调节饮食、稳定情绪、锻炼身体、劳逸结合的重要性。很多中医书籍所记载以及多数人认为，消渴病机是阴津亏损，燥热偏盛，阴虚为本，燥热为标；病位在肺、胃、肾，故有上、中、下三消之称。常见证候有阴虚燥热，气阴两虚，气滞血瘀，阴阳两虚。但现代临床中真正具有典型三消即"三多一少"症状的患者并不多见，多见的是气化升降失司、脏腑气机逆乱证，如脾虚湿盛、肝郁气滞、痰热内壅、血脉瘀滞、胃脘积热、痰瘀互结、寒热错杂、毒邪阻络等证候。因此，我们总结消渴的病位在散膏，具体病机是燥热损伤散膏，浸蚀三焦，水津代谢失调，气化升降出入不利，进而元真受伤，易患消渴。消渴日久不愈，毒邪入络，膜原受损，由损生逆，由逆致变，变而为消渴及并证。

　　消渴的病因有以下几个方面：禀赋不足，致五脏虚弱，真阴不足；年老体弱会导致虚火内生；体虚、肥胖的人易中满内热；饮食不节易致脾胃损伤；喜膏粱厚味，脂膏堆积导致积热内蕴；酗酒蓄毒导致湿热、痰浊内盛；情志不遂，久郁化火导致火热炽盛，气滞血瘀；心情压抑导致心肝郁火；房事过度导致精亏阴耗，阴虚火旺；劳逸失度导致气阴两亏；医害药毒、公害等导致外毒内侵。以上燥热瘀滞，外毒内侵，致使损伤散膏，侵蚀三焦。进而生化不行，气化失司，致气血水津代谢失调，痰、饮、湿、浊、瘀内生，或升降失职，输布不能，致脏腑失和，气机逆乱，郁、瘀、燥、热、虚火内盛。这些病理产物互结，使元真受损，故易患消渴。

　　详细来说是元真受损会导致真阴不足，阴虚燥热，进而导致气滞血瘀、气虚血虚、气阴两虚，气血不行，水津失布，痰浊阻络。痰瘀阻络导致阴阳失调、阴阳两虚、寒热错杂、阴虚内热、阳虚内寒，最终致脏腑失和，五脏皆弱。五脏皆弱导致脾胃积热、肺肾炽热、心肝郁火，肝肾阴虚，痰湿困脾，如此即成消渴。

　　消渴常见证候为阴虚热盛，气阴两虚，气滞血瘀，阴阳两虚，胃肠积热，肺肾燥热，心肝郁火，痰瘀阻络，痰湿困脾，寒热错杂，肝肾阴虚，等等。

　　总而言之，其具体病机是燥热损伤散膏，浸蚀三焦，脾气不能散精于肺，造成水液代谢失调，气化升降出入不利，从而使湿浊、痰瘀内生，中满内热，元真受伤，膜原受损，由损生逆，由逆致变，变而为消渴。散膏为其病位的理论指导我们在治疗上应重视调理脾胃、散膏的生理功能，合理控制饮食，进行适当锻炼。

第一节　方剂组成与来源

　　1.方剂组成 生地黄15克，知母15克，黄连10克，玉竹15克，地骨皮20克，枸杞子30克，人参10克，丹参10克，黄芪50克。

　　2.用法 上药加冷水浸泡10分钟，后武火煎煮至水沸腾，文火煎煮20分钟，取汁120毫升饭后服用，1剂分早饭后、午饭后、晚饭后、睡前四次服完，忌食辛辣炙煿、饮茶、绿豆、萝卜等。调情志，早、午、晚餐后休息30分钟，再各运动20分钟、30分钟、40分钟。禁止空腹运动，密切监测血糖。

3.方剂的创制思路

本方始创于20世纪70年代初期，经50余年临证实践摸索，逐渐定成。是由《太平圣惠方》"生地黄煎"与"枸杞汤"合并再加丹参而成。

本方证由阴虚燥热、气虚血瘀所致，治以清热生津，益气养阴，活血化瘀。生地黄有滋阴清热、甘寒生津的功效，《名医别录》"补五脏，通血脉。"《本草经疏》"益阴血上品。"知母有上济肺肾、下滋肾水、清燥热的功效，《神农本草经》"主消渴热中。"《用药法象》"滋化源之阴。"《本草纲目》"下则润肾燥而滋阴，上则清肺金而泻火。"上二药可清润肺肾、润燥泻火为君药。地骨皮有清泻肺热、凉血退蒸的功效，《神农本草经》"热中消渴……"《汤液本草》"泻肾火，降肺中之伏火。"《本草求真》"入肺降火，入肾凉血。""甘淡微寒，补阴退热。"玉竹有清肺润胃、生津止渴的功效，《日华子本草》"除烦闷，止渴。"黄连有清心泻火的功效，《用药法象》"泻心火。"《名医别录》"止消渴。"《本草纲目》"止消渴。"上三药，入阴退火，共为臣药。人参有止渴生津、大补元气的功效，《名医别录》"调中，止消渴。"《医学启源》"补元气、止渴，生津液。"《本草蒙筌》"泻阴火，滋补元阳。"黄芪有益气升阳的功效，《本草纲目》"补三焦，实卫气。"《医学衷中参西录》"消渴之证，多由元气不升。"此二药可升阳补气，使阳升而阴应，有云行雨布之妙义。枸杞子有滋肾润肺的功效，《本草通玄》"有补水制火之能。"《景岳全书》"尤止消渴。"此三药，气阴两补，平而不峻，补而不滞，润而不腻，共为佐药。丹参有清血热、通经络、去瘀生新的功效，《本草正义》"活血行血。"《日华子本草》"补新生血。"《重庆堂随笔》"丹参清血中之火。"此为静药中一味动药，能领诸药贯通气血，又避免滋阴润燥之品凉遏之弊。综观上方，动静相和，刚柔并济，三消同治，共奏益气养阴、清热生津、活血化瘀之功。又一方加姜制洋参5克，《药性考》"益元扶正"，加葛根15克，《神农本草经》"主消渴，身大热，解诸毒。"《本经逢原》"生用升阳、生津、治胃虚作渴。"

第二节　本方功效与主治

本方以清热生津、益气养阴、活血化瘀为法而立方，主治消渴阴虚燥热兼气虚血瘀证，证见口干渴多饮、多食易饥、五心烦热、倦怠乏力、大便秘结、自汗等。临证时可辨证加减。

第三节　临床应用举隅

应用本方，要严格遵循中医学的整体观念，以辨证论治为法则，谨守病机，脉证合参，随证加减。

消渴的病因，概括成以下几个方面：外感六淫、内伤七情、饮食不节、脏腑传变、五脏虚弱和其他（房劳过度或过服温燥药物等）。病机上，主要为散膏损伤导致阴津亏损、燥热偏胜，两者互为因果，病变虽与五脏相关，但主要在肺、胃、肾三脏，以肾为重，此外还有瘀血、血中伏火、湿郁、热结、痰瘀等方面的论述。很多人认为，阴虚热盛往往只见于消渴的初期阶段，绝非如此。热盛的根本是阴虚，而阴虚是消渴发病的前提条件，阴虚贯穿消渴的始终，一些患者可能症状表现不明显，但可从其舌脉上进行判断。阴虚热盛证不仅仅见于初发消渴病人，而且可以出现在消渴任何阶段。目前气阴两虚证被广泛认为是消渴中最为常见的证候，即使是在阴损及气的阶段，仍可以出现阴不制阳、热偏盛表现为主的证候。临床辨证施治，绝不可拘泥于书本，应灵活掌握。

一、阴虚热盛证

1.组方 消渴安汤加玄参、石斛、天花粉、五味子、葛根、麦冬、石膏、西洋参、生姜等。

2.来源 根据消渴复杂的病因，以消渴安汤为主，加玄参石斛汤，增强滋阴除烦之力。天花粉、五味子、葛根、麦冬等药更是针对此病的病机而设，可酌情加减。

3.方解 西洋参补阴退热，与生姜同用起益元扶正（《药性考》）的作用，玄参能养阴生津、滋养肾阴；石斛补五脏虚劳、羸瘦、强阴，为补益之主药。葛根轻清升散，其药性升发，可升举阳气，鼓舞机体正气上升、津液布行。天花粉长于清热生津，适用于热病津伤口渴及消渴等，配生地、山药、五味子，而成玉液汤。《圣济总录》中有麦门冬汤，用麦冬、乌梅二药治消渴，今取之。石膏乃大寒之品，清热之力极强，与知母相须为用，以增强清里热的作用。诸药合用，共奏先天后天互养之功，以达滋阴清热、益气养阴通络之功效。

4.治病治本实录

实录一 王某，男，37岁，2009年3月31日初诊。

主诉：发现血糖高1年，加重半月余。

现证：口渴多饮，多食易饥，体重下降10千克，多尿，烦热多汗，大便干燥，舌红苔黄，脉滑实有力。查血压110/80 mmHg，空腹血糖11.70 mmol/L，餐后2小时血糖15.80 mmol/L，糖化血红蛋白10.6%，糖化血清蛋白376.60 μmol/L。一直未系统治疗，未控制饮食及运动治疗，今来诊以求中医药系统治疗。

诊断：消渴（热盛伤津）

治法：滋阴清热

处置：以消渴安汤加麦冬10克。上方7剂水煎服，120毫升/次，日四次温服，并控制饮食及进行运动疗法。

《金匮要略·消渴小便不利淋病脉证并治第十三》曰："渴欲饮水，口干舌燥者，白虎加人参汤主之。"故根据白虎加人参汤方的治法，去大寒伤胃之石膏，增加养阴清热之品，以清热润燥、滋阴止渴。生地在首方中重用至50克，加强滋阴清热之效，以治疗热盛伤津证，取得很好疗效。嘱患者合理安排作息时间，严格控制饮食，合理搭配一日三餐，多食五谷杂粮，如莜麦面、荞麦面等富含B族维生素等多种微量元素及食物纤维的主食，不宜吃高胆固醇的食物及动物脂肪，保证睡眠质量。增强患者糖尿病常识教育，积极改善不良的生活习惯，预防其他疾病和损伤，提高生活技能，掌握正确实用的健康知识，调整心理状态，用整体观念理解和对待健康问题。

用药后，复查空腹血糖8.50 mmol/L，餐后2小时血糖11.80 mmol/L。口渴多饮症状明显好转。效不更方，上方连用30剂后，复查空腹血糖为7.70 mmol/L，餐后2小时血糖9.80 mmol/L。多食易饥及大便干燥症状明显好转，近日乏力，上方加山药10克，服用7剂。

用药后再诊，复查空腹血糖7.00 mmol/L，餐后2小时血糖8.80 mmol/L。大便正常，偶有口渴。上方加葛根10克，连服29剂，复查空腹血糖6.90 mmol/L，餐后2小时血糖7.80 mmol/L，糖化血清蛋白

301.07 μ mol/L。咽部不适，上方加金银花20克、连翘10克，上药连服32剂后，复查空腹血糖6.50 mmol/L，餐后2小时血糖8.80 mmol/L。因血糖水平控制尚可，当热势减退，灵活调整用药，将生地用量改为10克，加入黄芪、黄精，并增透达膜原之品，以解深藏之邪，使病痊愈。今日重起方，消渴安汤加黄精50克、草果10克、槟榔10克、厚朴10克，连服29剂，复诊时查空腹血糖6.00 mmol/L，餐后2小时血糖7.80 mmol/L，糖化血清蛋白265.7 μ mol/L，无明显临床不适感。

近日咽部略有疼痛，上方加贯众5克，上药连服21剂。药后，患者自述咽部疼痛消失，复查空腹血糖5.60 mmol/L，餐后2小时血糖7.80 mmol/L，糖化血清蛋白254.60 μ mol/L，咽干，上方加阿胶10克，患者服药后感觉良好，复查空腹血糖5.00 mmol/L，餐后2小时血糖7.80 mmol/L，糖化血清蛋白206.60 μ mol/L。连日空腹血糖控制在4.90～5.60 mmol/L，无明显临床不适感。上方连服21剂复查空腹血糖5.20 mmol/L，餐后2小时血糖7.00 mmol/L，糖化血清蛋白208.60 μ mol/L，无临床不适感，上方连用28剂，日两次口服，两日一剂。

2010年5月初，患者自测空腹血糖4.40 mmol/L，餐后2小时血糖6.80 mmol/L，糖化血红蛋白4.6%，糖化血清蛋白186.50 μ mol/L，无临床不适感，前方14剂，7剂水煎口服，日两次，早晚分服，每剂两天；7剂研面，3克/次，日两次口服。面药善后，随访3个月，患者空腹血糖、餐后2小时血糖、糖化血清蛋白均正常，无临床不适感。

实录二 郑某，男，46岁，2009年7月16日初诊。

主诉：发现血糖升高6年。

现证：口渴心烦，腰酸，乏力，手心热，夜间汗出，睡眠欠佳，多梦，夜尿两次，大便正常。舌质红绛苔少，脉弦细。体质指数28 kg/m²。空腹血糖10.60 mmol/L，糖化血红蛋白7.6%。

诊断：消渴（阴虚热盛）

治法：滋阴清热，活血通络

处置：予消渴安汤加酸枣仁30克、柏子仁10克、夜交藤10克，30剂水煎服，日一剂口服，并嘱患者严格控制饮食，保持每日2400卡热量摄入，均衡合理搭配三餐，三餐后共运动90分钟。配合六味地黄丸口服。

一个月后复诊，患者症状改善，口仍渴，但心烦减轻，仍有乏力，夜间汗出减轻，睡眠较好，二便正常，舌质红，苔薄少，脉弦细，空腹血糖8.20 mmol/L。前方加黄芪50克，日一剂口服，以求补气生津。此后随证加减，至9月21日，空腹血糖降至7.30 mmol/L，症状明显缓解，口微干，体力增加，心烦不明显，夜间不出汗，睡眠较好，二便正常。从2009年12月末至今，定期复诊，前方随证加减，空腹血糖在6.00～7.00 mmol/L波动。糖化血红蛋白4.0%，体重减轻约7千克。

实录三 谭某，男，52岁，2012年10月15日初诊。

主诉：发现血糖升高3年。

现证：口干渴明显，日饮水量3升以上，颜面红赤，手足心热，心烦，睡眠一般，尿黄，大便偏干，舌质红，苔黄少津，脉细数。血压135/85 mmHg，体质指数30 kg/m²，三酰甘油5.38 mmol/L，空腹血糖13.19 mmol/L，餐后2小时血糖17.00 mmol/L，糖化血红蛋白13.8%。

诊断：消渴（阴虚热盛）

治法：滋阴清热，益气养阴

处置：予消渴安汤加石斛10克、天花粉20克，7剂，日一剂口服，并嘱患者严格控制饮食，保持每日2700卡热量摄入，三餐后共运动90分钟。配合六味地黄丸口服。

10月29日复诊，患者仍有口干，但较前明显减轻，心烦减轻，手心热改善，睡眠一般，二便正常。空腹血糖11.44 mmol/L，餐后2小时血糖16.00 mmol/L，体重减轻约1千克。上方加酸枣仁10克，日一剂口服，嘱保持良好生活习惯，规律饮食及运动，按时作息。此后用此基础方加减，前后共服用约60剂，至12月17日，空腹血糖一直在5.00～6.00 mmol/L波动，餐后2小时血糖稳定在7.00 mmol/L，三酰甘油2.80 mmol/L，体重共下降5千克，后将中药汤剂改为研面，3克/次，日3次口服以巩固疗效。之后随访3个月，空腹血糖始终保持在4.90～5.20 mmol/L，糖化血红蛋白5.6%，三酰甘油下降至正常范围。其症状完全消失，食、睡、二便均正常。

按语： 消渴病因机主要由于素体阴虚、饮食不节、情志失调、劳欲过度等。询问病史，这些患者都以饮食失节为主因。《千金要方·消渴》"饮瞰无度，咀嚼鲊酱，不择酸咸，积年长夜，酣兴不懈，遂使三焦猛热，五脏干燥，木石犹且干枯。"大家可以看出这三个病案中都有口渴多饮、烦热多汗、大便干燥、舌红、脉细数等共同的症状表现，这属于阴虚燥热伤津之证。以上病案中病程最长的是6年，空腹血糖最高可达13.19 mmol/L，餐后2小时血糖最高可达17.00 mmol/L，超重，三酰甘油偏高。可以看出这些患者很可能是平时不重视饮食和运动，导致患上消渴，也就是现代医学上的糖尿病。我们在应用中药治疗的同时，最重要的是让患者重视自身的因素，意识到饮食、散步等其他的辅助治疗方法的重要性，也就是让患者遵守"一则八法"。通过治疗可以看出以上患者空腹血糖均在4.4~5.20 mmol/L波动，三酰甘油也降至正常，症状消失。

二、阴虚燥热、气虚血瘀证

《金匮要略·消渴小便不利淋病脉证并治第十三》曰："趺阳脉浮而数，浮则为气，数即消谷而大坚，气盛则溲数，溲数即坚，坚数相搏，即为消渴。"

消渴发展过程中，初起常以阴虚燥热为主，阴愈虚则燥愈盛，燥愈盛则阴愈虚。阴虚则津血不能载气则为气耗，燥热不但伤阴而且耗气，即形成气阴两虚。阴虚内热,津亏血少,不能载血畅行及气虚无力运血,血流不畅而导致血瘀。阴虚燥热,津亏血少,不能载血循经畅行,也可导致血瘀。血瘀一成瘀而化热,更伤已虚之气阴。

1.组方 消渴安汤中人参改用西洋参加川芎、桃仁、红花、三棱、莪术、豨莶草、牛膝、生姜等。

2.来源 本组成是在了解消渴的病因病机的基础上形成的,根据患者病程的长短,酌情加活血化瘀的药物。瘀血严重,舌质红绛,甚或有瘀斑的,可少量加用破血逐瘀的药。但切记一定要小剂量。

3.方解 《素问·气厥论》云:"心移热于肺,传为膈消。"任继学教授在《任继学经验集》中更正指出:"膈消应是消渴合并心悸、脉痹等疾病。"《素问·阴阳别论》亦云:"二阳之病发心脾。"肠胃病,则累及心脾,心主血脉,脾主运化,运化失常,血为之瘀结。西洋参味苦微寒,清血热,通经络兼以养心,是于静药之中加入活血之动药,引领诸药贯通气血。川芎辛温香燥,走而不守,既能行散,上行可达巅顶,又入血分,下行可达血海,活血祛瘀作用广泛,适宜瘀血阻滞各种病症。桃仁,为血瘀血闭之专药,其苦以泄滞血,其甘以生新血。三棱与莪术,从血药则治血,从气药则治气。三棱气味俱淡,微有辛意。莪术味微苦,气微香,亦微有辛意,性皆微温,为化瘀血之要药。化血之力三棱优于莪术,理气之力莪术优于三棱。《分类草药性》中提及豨莶草"滋阴养血"。牛膝能引诸药下行,而使瘀血去,诸络通。丹参、桃仁、红花三药合用制补药呆滞之性,祛旧之瘀血以生新。全方共奏滋阴清热、益气养阴、活血化瘀之功,使补而不滞,祛瘀而不伤正气,从而得到满意疗效。

"消渴之疾,治一则偏,阴阳兼调而全。"诸药合用,益脾胃,除膏浊,通三焦,交心肾,共奏先天后天互养之功,以达滋阴清热、益气养阴通络之功效。

4.治病治本实录

实录一 施某，女，61岁，退休教师，1995年6月15日初诊。

主诉：口干口渴6年，加重伴双下肢麻木疼痛一周。

现证：6年前患者在某医院确诊为2型糖尿病，以往常服优降糖、达美康等。现证见口渴多饮，消瘦易饥，神疲乏力，腰膝酸软，手足心热，烦躁，双下肢麻木疼痛，大便干，夜尿次数增多，舌质隐青，苔薄黄，脉弦涩。查空腹血糖14.20 mmol/L，餐后2小时血糖17.00 mmol/L，糖化血红蛋白9.7%，尿糖（4+），血压140/85 mmHg，血脂6.20 mmol/L，三酰甘油1.80 mmol/L。

诊断：消渴（阴虚燥热兼瘀证）

治法：滋阴清热，活血通络

处置：予消渴安汤，其中人参改用西洋参，去黄芪，加三棱10克、莪术5克、五味子10克、肉桂5克、牛膝15克、豨莶草20克、土鳖虫5克、水蛭5克、生姜10克、甘草5克，水煎服，日一剂。

服药10剂后复诊，三多症状明显减轻，下肢麻木疼痛感消失，查尿糖（2+）。方中知母和生地黄用量各为50克，取知母"主消渴热中"（《神农本草经》）的作用，且其"具有虚实两清之功"（《医学衷中参西录》）和生地"益阴血上品"（《本草疏经》），"滋阴退阳"（《本经逢原》）的功效，量大力宏，性专效捷。患者双下肢麻木疼痛，为消渴合并血痹，属糖尿病周围神经病变，在辨证基础上加入搜剔经络之虫类药土鳖虫、水蛭，破血行滞之三棱、莪术，祛风湿、通络止痛之豨莶草，引药下行之牛膝，可药到病除，为治疗血痹常用配伍。效不更方，上方10剂，再见患者时，患者三多症状消失，手足心热、烦躁症状减轻，前方去土鳖虫、水蛭，加黄芪15克、白术15克，又服10剂。30剂后，患者诸症悉除，复查空腹血糖5.90 mmol/L，尿糖（−），餐后2小时血糖8.20 mmol/L，糖化血红蛋白5.7%，24小时尿糖定量为6.50克，血脂4.90 mmol/L，三酰甘油1.25 mmol/L，判为显效。效不更方，上方继服15剂，并以六味地黄丸善后。随访至今，未复发。

实录二 朱某，男，34岁，体重82.50千克，身高178cm，于2009年12月1日就诊。

主诉：消瘦，乏力3个月。

现证：乏力，2月内体重减轻5千克，汗出，心悸，胸闷，寐时易醒，心烦，手足心热，饮食正常，夜尿频，大便日一次，肢体麻木，舌质青紫边红，苔白腻，脉滑。空腹血糖7.46mmol/L，餐后2小时血糖10.00mmol/L，糖化血红蛋白7.6%。既往肺结核病史10年，已钙化。糖尿病家族史。

诊断：消渴（阴虚燥热、气虚血瘀）

治法：滋阴清热，益气养阴，活血通络

处置：予消渴安汤加金银花20克、葛根20克、麦冬20克、五味子30克、黄精50克、甘草5克，7剂水煎服，日一剂，120毫升/次，一日四次，早、午、晚餐后及睡前温服。予中成药六味地黄丸和银杏叶片口服。并嘱患者严格控制饮食，合理适量运动，写心得日记记录每天的饮食及活动情况。方中加葛根轻清升散，药性升发，升举阳气，鼓舞机体正气上升，津液布行。黄精可补脾益气兼滋肺、脾、肾阴，与黄芪、知母补气能生津。补津能化气，则津液代谢正常，气机升降出入得调，消渴症状得除。麦冬等余药益气养心。诸药合用，益脾胃，除膏浊，通三焦，交心肾，共奏先天后天互养之功，以达滋阴清热、益气养阴通络之功效。

一周后复诊，患者就诊时自觉乏力、汗出症状好转，肢体麻木偶有疼痛，舌质隐青，苔薄白，脉弦滑，空腹血糖6.50mmol/L，餐后2小时血糖7.90mmol/L。上方加入桃仁10克、红花10克，14剂，服法同前。上药服完，患者肢体疼痛好转，偶有胸闷，舌质红，苔薄白，脉弦滑，空腹血糖6.60mmol/L，餐后2小时血糖7.00mmol/L。上方7剂继续服用，服法同前。月末复诊，患者无不适症状，舌质红，苔薄白，脉弦滑，空腹血糖

5.70～6.00 mmol/L。上方26剂继续服用后，患者就诊时，因外感风寒感冒并咳嗽，舌质红，苔薄白，脉数，空腹血糖5.70 mmol/L，餐后2小时血糖7.00 mmol/L。上方中加荆芥10克，防风10克，川贝（冲服）10克散寒祛邪。上药7剂后，感冒已痊愈，出现腰痛症状，舌质红苔薄白，脉弦滑，空腹血糖6.20 mmol/L。上方去荆芥和防风，加杜仲10克、桑寄生10克，7剂继续服用。

再一周后复诊，患者腰痛减轻，偶乏力，无其他不适症状，舌质红，苔薄白，脉沉滑，空腹血糖5.90 mmol/L。上方12剂水煎服，后复诊，患者无其他不适症状，舌质红，苔薄白，脉沉滑，空腹血糖6.10 mmol/L，餐后2小时血糖7.00 mmol/L。上方23剂后，小便量稍有增多，舌质红苔白，脉沉缓，空腹血糖6.20 mmol/L，餐后2小时血糖7.0 mmol/L。方中加入金樱子10克，诃子10克。上方7剂，服法同前。

后患者复诊，诉诸症状明显好转，舌质红，苔白，脉缓和微弦。空腹血糖5.70 mmol/L，餐后2小时血糖7.00 mmol/L，糖化血红蛋白4.4%。上方15剂，7剂水煎服，8剂研面日两次温水冲服，2克/次，告患者适寒温，调饮食，定期复查血糖，有变化随诊。后随访，至今无明显不适症状，血糖控制理想。

实录三 鞠某，男，37岁，身高165cm，体重65千克，2011年12月13日初诊。

主诉：消瘦、乏力3个月。

现证：口干，口渴，乏力，近3个月消瘦约3千克，两天前体检发现空腹血糖14.60 mmol/L，餐后2小时血糖17.00 mmol/L，糖化血红蛋白9.0%，糖化血清蛋白2.98μmol/L。耳鸣、尿多、大便干，未用任何降糖药物，包括胰岛素，未控制饮食。舌质红隐青，苔薄白，脉弦细无力，尿常规未见异常。既往否认糖尿病家族史。

诊断：消渴（阴虚燥热、气阴两虚证）

治法：滋阴清热，益气养阴，活血化瘀

处置：予消渴安汤加黄精50克、牛膝10克、桃仁5克，9剂水煎服，日一剂，120毫升/次，一日四次，早、午、晚餐后及睡前温服。方中生地味甘苦，性寒，滋阴清热凉血，生津除烦，下达于肝肾，养阴增液，《珍珠囊》"养阴生津，凉血生血，补肾水真阴。"知母味苦甘，性寒，滋阴润燥，清热泻火，《神农本草经》"主消渴热中。"二药共为君药，以滋阴清热，一除气分之火，二泻血分之热，上清润肺胃之热，下以滋润肝肾之阴。《黄帝内经》云："二阳结谓之消。"脾胃散膏运化功能失调，中满内热，热极生火，火盛伤津。人参性味甘温，大补元气，止渴生津，《名医别录》"调中，止消渴。"黄芪性味甘温，补气升阳，有"补气之长"的美称，《医学衷中参西录》"消渴之证，多由元气不升。"枸杞子味甘平，滋补肝肾之阴，《汤液本草》"主渴而引饮，肾病消中。"黄精味甘平，补脾益气，兼滋肺、脾、肾阴。四药为臣药，可益气养阴、气阴双补，助君药防苦寒过度而伤气阴之嫌。黄连清心泻火。地骨皮清泻肺热，凉血退蒸。《汤液本草》"泻肾火，降肺中之伏火。"丹参，养血活血，走窜有余，调和诸药。《本草正义》"活血行血。"三药共同凑为佐使药，助臣药防补气滋阴过度而燥热滋腻之嫌。配合中成药六味地黄丸口服，并嘱患者严格控制饮食，适量运动，写心得日记记录每天的饮食及活动情况。

服药9天后复诊，患者自诉严格控制饮食并加以体育运动，按时服药后，空腹血糖降至13.70 mmol/L，现口干、口渴和乏力症状有所减轻。舌质红，尖红，苔薄白，脉弦滑。效不更方，再给予上方7剂，嘱患者继续控制饮食，保持体育锻炼。药后，空腹血糖8.80 mmol/L，餐后2小时血糖13.00 mmol/L。患者无明显症状，舌质红，苔黄腻，脉弦数。叮嘱患者严格控制饮食，上方7剂水煎服。

一周后复诊，查空腹血糖7.10 mmol/L，餐后2小时血糖8.60 mmol/L。

患者口渴减轻，舌质红，苔薄白，脉弦滑。提醒患者继续严格控制饮食及进行锻炼。上方9剂水煎服后，查空腹血糖5.90 mmol/L，餐后2小时血糖6.70 mmol/L。患者口不渴，偶尔耳鸣。舌质红，苔薄白，脉弦滑。上方14剂水煎服。

两周后复诊，患者查空腹血糖4.90 mmol/L，口不渴，嘱咐患者一天喝1.3升水即可。患者不饥饿，偶汗出，偶尔耳鸣，胃满，失眠，足跟痛，乏力明显减轻，舌质红，苔薄白，脉弦细无力。上方加佩兰10克，厚朴10克，7剂水煎服后，自述诸症状明显好转，舌质红，苔白，脉缓。空腹血糖4.70 mmol/L，餐后2小时血糖6.70 mmol/L，糖化血红蛋白6.6%。上方15剂，7剂水煎服，8剂研面，日两次温水冲服，2克/次。告知患者密切监测血糖，严格控制饮食，坚持餐后运动，病情变化随诊。

按语：以上患者均以口渴多饮、消瘦易饥为主证，属于消渴典型的肺胃热盛证，此证日久不除，"壮火食气""阳胜则阴病"，加之气虚不能行血，阴虚则血脉干涸，故出现复杂的阴虚燥热兼气虚血瘀之证。继而出现手足麻木，舌质隐青或有瘀斑、瘀点。因此患者出现以上这些症状时，一定要引起重视，及时来医院就医。

三、气阴两虚证

1.组方　消渴安汤重用黄芪，酌加厚朴、山药等。多尿加益智仁、诃子等。

2.来源　《千金要方·消渴》"饮瞰无度，咀嚼鲊酱，不择酸咸，积年长夜，醹兴不懈，遂使三焦猛热，五脏干燥，木石犹且干枯，在人何能不渴？"《备急千金要方·消渴》"凡人生放恣者众，盛壮之时，不自慎惜，快情纵欲，极意房中，稍至年长，肾气虚竭……此皆由房事不节之所致也。"《金匮要略心典》"热渴饮水，水入不能已其热，而热亦不能消其水，于是水与热结而热浮于外，故小便不利而微热消渴也。"气阴两虚之候，随症加减。

3.方解 重用黄芪补气，并鼓舞气血运行。厚朴为脾胃经之药，可健后天之本，又能益气。山药甘、平，健脾胃，益肺肾，补虚赢。益智仁温脾，暖肾，固气。诃子清凉解毒，可收摄小便，使夜尿减少。

4.治病治本实录

实录一 赵某某，女，49岁，身高152cm，体重55千克，2012年2月21日初诊。

主诉：乏力、气短、口渴、多饮1年，加重1个月。

现证：口干，口渴，多饮，乏力，耳鸣，舌质红，苔薄白，脉细无力。血压130/80 mmHg。体质指数23.8 kg/m^2，空腹血糖8.80 mmol/L，餐后2小时血糖11.80 mmol/L，糖化血红蛋白6.6%。

诊断：消渴（气阴两虚）

治法：益气养阴，活血化瘀

处置：予消渴安汤加黄精50克、葛根15克、厚朴10克、佩兰10克，7剂水煎，口服，日一剂，分四次服用，120毫升/次。方中人参味甘、微苦，止渴生津，大补元气，《名医别录》"调中，止消渴。"黄芪味甘，可益气升阳，《医学衷中参西录》云："消渴之证，多由元气不升。"故人参、黄芪合用补已虚之气，升已陷之阳气，用生地、知母、黄精、枸杞子、玉竹、黄连、地骨皮、葛根以滋阴清热、生津止渴。消渴病机是阴津亏损、燥热偏盛，阴虚为本，燥热为标，故治宜滋阴清热生津，以达到标本兼治的目的。消渴发展过程中，初起常以阴虚燥热为主，日久阴虚内热、津亏血少，不能载血畅行及气虚无力运血，血流不畅而导致血瘀。阴虚燥热，津亏血少，不能载血循经畅行，也可导致血瘀，故佐以活血通络的丹参。厚朴、佩兰归脾胃经。《素问·奇病论》"津液在脾，故令人口干也，此肥美之所发也……治之以兰，除陈气也。"《难经·四十二难》

言："脾有散膏半斤，主裹血，温五脏。"消渴为禀赋不足、五脏虚弱、内伤七情、饮食不节、劳欲过度等病因导致脾胃、散膏功能失调，故用厚朴、佩兰引经，使药性作用于病位。全方以整体观念力求标本兼治，用引经药使药效到达病位，获得了较好的疗效。

复诊，患者未测餐后2小时血糖，口干、口渴症状减轻，复诊空腹血糖8.30 mmol/L。继续予上方7剂，乏力症状好转，空腹血糖6.90 mmol/L，餐后2小时血糖7.70 mmol/L。继续予上方7剂，口干、口渴、耳鸣、多饮症状好转，空腹血糖7.10 mmol/L，餐后2小时血糖6.90 mmol/L。予上方7剂继续治疗，诸症好转，有四肢酸楚疼痛症状，查空腹血糖7.10 mmol/L，餐后2小时血糖6.70 mmol/L。上方加豨莶草10克，以祛风除湿、通经活络。患者诉近几日因教学而过度劳累，乏力加重，嘱患者避免劳累且保持生活规律。查空腹血糖7.40 mmol/L，餐后2小时血糖7.30 mmol/L。

再复诊时，患者无明显不适症状，查空腹血糖6.60 mmol/L，餐后2小时血糖6.70 mmol/L，糖化血红蛋白3.6%。予上方14剂巩固治疗。

实录二 韩某，女，68岁，1988年9月初诊。

主诉：疲乏无力，形体消瘦2个月。

现证：疲乏无力，形体消瘦，小便频数，时遗尿，量多，饮水后即小便，饮多少尿多少，面色黧黑，腰酸膝软，时而手足心热，查尿糖（3+），空腹血糖11.20 mmol/L，餐后2小时血糖13.90 mmol/L，糖化血红蛋白6.7%。老年人所患消渴，日久多兼虚，尤以气阴两虚、气虚及阳、阴虚及阳及阴阳两虚者为多；而脏腑之中以脾肾亏虚为多见，正如陈士铎《辨证录》"夫消渴之证，皆脾坏而肾败。脾坏则土不胜水，肾败则水难敌火。二者相合而病成。倘脾又不坏，肾又不败，亦无消渴之证矣。"既往糖尿病病史10余年。

诊断：消渴（气阴两虚）

治法：益气养阴

处置：予消渴安汤加肉桂5克，6剂水煎服，在清热养阴中兼顾益气温阳，共奏滋阴降火、清热凉血、益气生津、补肺益肾之功效，故疗效颇佳。本法实为治疗老年气阴两虚之消渴的良方。并用汤药送服人参皂苷片2片，日两次。前后共服20剂，症状、体征消失，查尿糖阴性，空腹血糖5.56 mmol/L，餐后2小时血糖7.90 mmol/L，糖化血红蛋白6.0%，舌象、脉象均正常。嘱其服用金匮肾气丸1个月，以巩固其疗效。追访至今，未见复发。

实录三 王某，男，59岁，干部。1987年5月初诊。

主诉：多饮、多尿、多食6个月。

现证：多饮，多尿，多食，形体消瘦，腰酸膝软，咽干舌燥，手足心热，时有乏力气短，耳鸣，舌质淡红，苔白，脉沉细而无力。查尿糖（4+），空腹血糖10.10 mmol/L，餐后2小时血糖13.90 mmol/L，糖化血红蛋白6.8%。

诊断：消渴（气阴两虚）

治法：益气，滋阴，温阳

处置：予消渴安汤加山药30克、五味子20克、天冬20克、黄芩5克、附子5克、甘草5克，10剂水煎服，日两次，汤药送服人参皂苷片2片。7周后体征、症状消失，尿糖阴性，空腹血糖6.70 mmol/L，糖化血红蛋白5.4%，餐后2小时血糖7.90 mmol/L。舌象、脉象正常，嘱其继服人参皂苷片加六味地黄丸1个月以巩固疗效。随访至今未复发。

按语： 临床中，常常看到这样的患者，出现不适症状往往时间不长，但是细细询问患者的病史，有的已经达到十几年之久，而且往往有家族遗传史。这些患者一开始不重视病情，患糖尿病日久多兼虚，这个时候尤以气阴两虚、气虚及阳、阴虚及阳、阴阳两虚者为多；而脏腑之中以脾肾亏虚为多见。这告诉我们一个道理，就是我们在看病时，一定要告诉患者，如果有糖尿病家族遗传史的话，要按照血糖检测表定期检测血糖，病情变化，立即随诊。

四、阴虚燥热，气阴两虚兼瘀证

消渴之疾，古人多从"三消"辨治消渴，基本病理变化是阴虚燥热，病变与五脏皆有关，尤以肺、胃、肾为主。消渴固然以阴虚燥热为基本病机，阴虚为本，燥热为标，但其根本在于复杂多变，即"一源多支"。"一源者"，阴虚也，主要为肺、胃、肾阴虚，"多支者"，燥热、血瘀、痰湿、浊毒。"源""支"共同组成本病之主要病理特点和环节。消渴之初，常以阴虚燥热为主，只要病程稍长，就会出现气虚、血瘀的病理表现。因而很快就会形成阴虚、燥热、气虚、血瘀、津枯体衰之恶性循环，使病情缠绵，五脏六腑功能失调，变证丛生，终致气血阴阳俱虚。据此，并结合临床实际，制定了以滋阴清热、益气养阴、活血化瘀、健脾益肾为治疗消渴之法，标本兼顾，三消同治。

1.组方 消渴安汤中人参改用西洋参加生姜，气虚血瘀加桃仁、三棱、莪术等；或加一味榛花。

2.来源 本方的最大特点就是开创了榛花的临床应用，榛花为桦木科植物榛的种子仁。临床很少医家应用，《开宝本草》"主益气力，宽肠胃，令人不饥，健行。"取其之效用之，百用不厌。

3.方解 关于榛花的相关记载，很难查询，现代医者亦是很少应用。榛花可调中益气，解毒化瘀，保肝降糖。

4.治病治本实录

孙某，女，63岁，2001年4月17日初诊。

主诉：形体消瘦，多食善饥2个月。

现证：患者2个月前因形体消瘦、多食善饥在某医院确诊为糖尿病，用胰岛素治疗不理想，故今日来就诊。证见神疲乏力，口干，口渴多饮，小便频数、量多，动则汗出，气短，腰膝酸软，时有手足心热，舌质暗红，少苔，脉沉细数。理化检查：空腹血糖13.30 mmol/L，餐后2小时血糖17.90 mmol/L，糖化血红蛋白8.8%。果糖胺3.80 mmol/L，尿糖（4+）。

诊断：消渴（阴虚燥热，气阴两虚兼瘀）

治法：滋阴清热，益气养阴，活血通络

处置：予消渴安汤加榛花10克、金银花20克、三棱10克、莪术10克，上方水煎服，日一剂。以生地、知母、黄连为主药，此三药为滋阴清热治消渴之良药。生地、知母常用量可达20克，生地甘寒微润，药入血分，既能凉血泻热，又能养阴生津。知母苦寒清泻，药入气分，善清上中下三焦之热而滋阴润燥。黄连苦寒清燥，泻火除烦，三药合用，相得益彰，共奏滋阴润燥、清热泻火之功效。又以枸杞子、玉竹、地骨皮滋阴生津止渴，用人参、黄芪温阳补气，丹参养血活血，用金银花、榛花则可解毒降糖。本方还加入少量莪术、三棱，旨在行气活血。因消渴早期加入行气活血之品，一则可寓补于通，使补而不滞，二则可改善患者血瘀状况。对于兼症的治疗，手麻加伸筋草、地龙等疏经通络，咳嗽加川贝、儿茶以润肺止咳，视物模糊加青葙子、决明子清肝明目。总之，治疗过程中注重辨证论治，随证加减，用药配伍精当，加之重视饮食，调摄起居，方可达到满意疗效。

患者连续服用10剂后，空腹血糖降至12.36 mmol/L，餐后2小时血糖15.90 mmol/L，果糖胺3.30 mmol/L，尿糖（3+）。患者多食易饥、口干、口渴等症状已减轻。但近几日右手麻木，故上方加地龙20克、伸筋草15克、服用10剂后，右手麻木减轻，空腹血糖降至9.90 mmol/L，果糖胺3.80 mmol/L，尿糖（2+）。患者由于近几日感受风寒而咽痛、咳嗽，故辨证加川贝15克（单煎），另加儿茶含服，连服6剂后，咽痛、咳嗽等症状消失，空腹血糖降至7.80 mmol/L，餐后2小时血糖10.90 mmol/L，果糖胺3.00 mmol/L，尿糖（2+）。

再过一周后，患者自述右手已不麻木，但双眼视物模糊，故上方去地龙、伸筋草、川贝，加青葙子20克、决明子10克，连续服用10剂，患者视力恢复，三多症状消失，舌象、脉象正常。复诊时查空腹血糖降至6.80 mmol/L，餐后2小时血糖7.90 mmol/L，糖化血红蛋白5.6%，果糖胺2.80 mmol/L，尿糖（-）。继续坚持服药3个月以巩固疗效，病情稳定。随访至今，未见复发。由此可见，抓主证，兼顾兼证、变证，辨证论治、整体治疗为中医治病的关键。

按语：大家可以看到这是一个典型的阴虚燥热，气阴两虚兼瘀证候，消渴虽然以阴虚燥热为基本病机，但其根本在于复杂多变，易出现"一源多支"。就是说，在阴虚燥热的基础上往往会间杂出现血瘀、痰湿、浊毒等表现。所以我们在治疗这些患者的时候，用药方面早期就会加入一些行气活血的药物，从而来改善手足麻木、视物模糊等血瘀状况。此患者就诊前空腹血糖为13.30 mmol/L，餐后2小时血糖为17.90 mmol/L，最终在中药治疗及患者配合"一则八法"的管理下，空腹血糖降至6.80 mmol/L，餐后2小时血糖降至7.90 mmol/L，糖化血红蛋白降至5.6%，且手足麻木，视物模糊均好转，随访至今，未见复发。

五、气阴两虚兼瘀证

消渴病机以阴虚为本，燥热为标，日久阴损及阳，见阴阳两虚。燥热津亏阶段往往为初病，临床阶段较短，较快即转为气阴两虚，而阴阳两虚往往在疾病末期，持续时间亦不长。大部分消渴病人就诊都在气阴两虚阶段，亦可见气阴两虚挟瘀或挟湿。

消渴为病，病因比较复杂，禀赋不足、饮食失节、情志失调、劳欲过度等原因均可导致消渴，牵涉脏腑主要在肺、胃、肾，各脏腑常常相互影响。如肺燥津伤，津液失于敷布则不能濡养脾胃，滋助肾精；脾胃燥热，上可灼肺津，下可耗肾阴；肾阴不足则阴虚火旺，上灼肺胃，阴虚证贯穿始终。消渴为病牵涉脏腑主要在肺、胃、肾，各脏腑常常相互影响。现代医家，虽极大程度上丰富和发展了对消渴的病因病机认识，八纲辨证仍旧发挥着不可替代的作用，从气血阴阳入手，了解疾病的本质，准确的辨证是施治的前提。

据此，并结合临床实际，制定了以滋阴清热、益气养阴、活血化瘀、健脾益肾为治疗消渴之大法，标本兼顾，三消同治。

1.组方 消渴安汤加土鳖虫、水蛭等化瘀之力强者。

2.来源 消渴为病，初始多为燥热偏盛，阴虚为本，而后阴伤耗气，日久气阴两虚。脉乃血派，气血之先，血之隧道，气息应焉，故气血的运行依赖脉道通利，气虚不能推动，阴虚失于濡润，则脉道不利，血行涩滞，日久必化瘀生痰。症见本虚标实，虚实互见，当以明辨标本，分清主次，遣方用药，有的放矢。

3.方解 阴虚，津血不能载气则气耗，燥热不但伤阴而且耗气，即形成气阴两虚。阴虚内热，津亏血少，不能载血畅行及气虚无力运血，血流不畅而导致血瘀。血瘀易成痰而化热，更伤已虚之气阴。清代叶天士指出："经主气，络主血。""初为气结在经，久则血伤入络。""久病入络。"丹参入心、肝经，可活血化瘀、疏通经络为佐使药。正如《本草纲目·丹参》所述："一味丹参饮，功同四物汤。"土鳖虫有小毒可破血逐瘀，《神农本草经》"水蛭味咸平，主逐恶血瘀血。"二者合之力不可挡，注意年老体弱及病情复杂者少用或不用。全方五脏同治，可益气养阴、活血化瘀，补而不滞，瘀除而不伤正。

4.治病治本实录

实录一 李某，男，65岁，退休干部，2011年4月20日初诊。

主诉：口干、口渴8年，乏力消瘦、气短懒言1个月。

现证：糖尿病已有8年，曾服中、西药，疗效时好时坏，未接受系统治疗。现口渴喜饮，昼夜饮水5暖瓶亦不解渴。小便多如膏脂，大便干，腰疼，视物模糊，双下肢麻木有刺痛感，入夜尤甚，面色晦暗，舌质紫青，边有瘀斑，舌下络脉粗大、青紫，苔白，脉沉涩。于2011年4月20日住院治疗，查空腹血糖14.00 mmol/L，餐后2小时血糖18.20 mmol/L，糖化血红蛋白10.6%，24小时尿糖定量26.50克，胆固醇6.49 mmol/L，尿糖（4+），三酰甘油1.85 mmol/L。

诊断：消渴（气阴两虚兼瘀）

治法：益气养阴，活血化瘀

处置：消渴安汤加减：生地20克，知母10克，黄连10克，地骨皮10克，枸杞子10克，人参10克，黄芪10克，三棱10克，莪术10克，肉桂5克，土鳖虫5克，水蛭5克，谷精草15克，青葙子15克。

消渴安汤方中重用生地、知母滋阴清热功效，黄连泻火除烦，共为君药；辅以玉竹、地骨皮养阴生津作用，以人参大补元气、补五脏，以丹参养血、活血、祛瘀而不伤正，与人参相伍又可制滋阴药呆滞之性，以上诸药共为臣药；佐以少量肉桂，可引火归原、温肾暖脾，防滋阴清热药寒凉太过；使以甘草，调和诸药，顾护脾胃。诸药合用共奏滋阴清热、益气生津、活血化瘀、健脾补肾之功。辨证加减：阴虚明显者加重生地、知母用量；燥热明显者加石膏；气虚明显者加黄芪、白术；阳虚甚者加附子、干姜；气滞血瘀明显者加三棱、莪术；瘀血甚者可加土鳖虫、水蛭；小便频数者加桑螵蛸、仙灵脾；多食易饥者可用炒车前子（微黄即可），每次5克，饿时嚼服；眩晕者加天麻、钩藤；胸痹者合用栝楼、薤白；水毒证者加用土茯苓、白茅根；视物模糊者加谷精草、青葙子；下肢麻木疼痛者加豨莶草、牛膝；疖肿者加金银花、蒲公英；淋证者加马齿苋、白头翁。

服药一个疗程后，患者诸证悉减，体力大增，下肢麻木疼痛消失，饮水量为昼夜2暖瓶，小便次数明显减少，舌质转红，瘀斑消失，苔白，脉沉细涩，查空腹血糖10.80 mmol/L，尿糖（2+）。上方去土鳖虫、水蛭，把三棱、莪术各减至5克，加玉竹15克，用药一个疗程，患者"三多"症状基本消失，体重增加，唯时有乏力的感觉，查空腹血糖8.70 mmol/L，尿糖（+）。遂以基本方加黄芪15克，白术10克，再服一个疗程。3个疗程结束后，患者临床症状基本消失，全面检查，空腹血糖、餐后2小时血糖、24小时尿糖、糖化血红蛋白、血脂等均降至正常范围，尿糖为阴性，定为显效，遂于2011年7月28日出院，嘱其慎起居、调饮食、节情志，并以六味地黄丸善后。随访半年，病情未复发。

实录二 冯某，女，63岁，2009年7月7日初诊。

主诉：气短乏力，多尿7年，伴耳鸣、足跟痛一周。

现证：气短乏力，多尿，体重下降5千克，口干咽燥，手足心热，手足麻木，舌暗红有瘀斑，苔白，脉细数。血压140/80 mmHg。曾服用诺和龙（2毫克，日三次口服），同时予甘精胰岛素注射液20IU，睡前皮注，空腹血糖控制在9.00～10.00 mmol/L，餐后2小时血糖13.90 mmol/L，糖化血红蛋白11.6%。自感症状改善不明显，已自行停用胰岛素等西药，今来诊以求中医系统治疗。既往糖尿病病史7年。

诊断：消渴（气阴两虚兼瘀）

治法：益气养阴，活血通络

处置：予消渴安汤原方水煎服，120毫升/次，每剂日四次温服，并控制饮食及进行运动治疗。消渴名最早见于《黄帝内经》，《素问·奇病论》曰："此人必数食甘美而多肥也，肥者令人内热，甘者令人中满，故其气上溢，转为消渴。"病位以"散膏"为核心，波及五脏、胃及三焦，而以肺、胃、肾为主。多以气短、乏力、多尿为气虚特征，耳鸣、足跟痛为阴虚特征，消瘦、尿浊、手足心热、脉细数为气阴两虚特征，手足麻木为血瘀特征。该患禀赋不足、饮食不节、情志失调、劳欲过度等为主要病因。阴虚为本，燥热为标是其基本病机。治疗上以益气养阴、活血化瘀为主要治法。方中人参味甘、微苦，性微温，《本草经疏》"益其气，补五脏……脾得补而中自调，消渴者，津液不足之证候也。气回则津液升，津液升则渴自止也。"黄芪可补脾肺之气，为补气要药，《本经逢原》"补气升阳，生津止渴，通调血脉，流行经络。"二者共为君药，补脾益气。生地味甘、苦，性寒，养阴生津，清热凉血，《珍珠囊》"养阴生津，凉血生血，补肾水真阴。"知母味苦、甘，性寒，质润多液，可滋阴润燥、清热泻火，上清肺热，中清胃火，下泻相火，除烦止渴，善治消渴，《本草纲目》"下则润肾燥而滋阴，上则清肺金而泻火，乃二经气分药也。"枸杞子味甘平，养阴补血，滋补肝肾之阴，《汤液本草》"主渴而引饮。"地骨皮凉血退蒸，清泻肺热，《本草求真》"入肺降火，入肾凉血。""甘淡微寒，补阴退热。"玉竹清肺润胃，生津止渴，《日华子本草》"除烦闷，止渴。"黄连清热燥湿，泻火解毒，止消渴（《名医别录》）。上诸药，入阴退火，共为臣药。清代叶天士指出："经主气，络主血。""初为气结在经，久则血伤入络。""久病入络。"丹参入心肝经，活血化瘀，疏通经络为佐使药。

服药20剂后，复查空腹血糖7.90 mmol/L，餐后2小时血糖10.90 mmol/L，患者三多症状明显减轻，手足心热症状明显缓解，但运动量不足，需加强执行"一则八法"。连服14剂后，复查空腹血糖7.50 mmol/L，患者自诉心慌。予上方加牛膝10克，连服7剂后，心慌症状消失，复查空腹血糖6.50 mmol/L，餐后2小时血糖8.90 mmol/L。效不更方，上方续服14剂，患者手足心热症状基本消失，但仍觉咽干，故上方加麦冬10克，去牛膝，连服7剂。

服药后，复查空腹血糖6.40 mmol/L，餐后2小时血糖7.90 mmol/L，患者自诉本周服药后自觉体力渐增，无明显不适症状，连服7剂后，空腹血糖6.10 mmol/L，餐后2小时血糖7.60 mmol/L。自诉时有腰膝酸痛，上方7剂，与六味地黄丸同服。

一个月后，空腹血糖波动在5.50～6.10 mmol/L，自诉体力明显恢复，无明显临床不适感。上方继服21剂，查空腹血糖6.10 mmol/L，餐后2小时血糖7.80 mmol/L，乏力症状消失，无临床不适感。予上方10剂。5剂汤剂，早晚日两次口服，一剂两天；5剂研面，3克/次，每日两次口服。

随访半年，患者空腹血糖一直控制在5.50～6.00 mmol/L，餐后2小时血糖控制在8.00 mmol/L左右，糖化血红蛋白为5.6%，无临床不适感。

实录三 王某，女，49岁，农民，2004年10月8日就诊。

主诉：多饮、多食半年，加重3天。

现证：口渴喜冷饮，多食易饥，手足心热，日饮水3暖瓶，每餐主食8两以上，怕热心烦，消瘦乏力，手足麻木，耳鸣，足跟痛，大便秘，小便频，舌红、边有瘀点，苔黄，脉细数。查空腹血糖12.80 mmol/L，餐后2小时血糖17.80 mmol/L，糖化血红蛋白8.6%，24小时尿糖定量20克，尿糖（4+），血脂正常。

诊断：消渴（气阴两虚挟瘀）

治法：益气养阴，活血通络

处置：予消渴安汤加减：生地黄15克，知母10克，玉竹15克，人参10克，地骨皮15克，黄连10克，丹参10克，肉桂5克，甘草5克，石膏30克。服药两周后，患者上述症状明显减轻，饮量减半，食量减半，大便通，舌红、苔黄，脉细。查空腹血糖11.20 mmol/L，餐后2小时血糖13.20 mmol/L，尿糖（2+）。

效不更方，服药一个月后，首方去石膏，又连续服药一个月。二诊，患者诸症悉除，自述与常人无异，查空腹血糖7.10 mmol/L，餐后2小时血糖8.20 mmol/L，糖化血红蛋白5.5%，尿糖（-），判为显效。为巩固疗效，又将上方的药物研面制成胶囊，再服一个月以善后，随访至今，未复发。

实录四　王某，男，38岁，2009年10月15日初诊。

主诉：口干、口渴3年，加重1个月。

现证：口干多饮，多食，体重下降10千克，神疲乏力，气短，口苦，五心烦热，尿频，大便秘结，舌绛少苔，脉细数无力。查血压110/70 mmHg，空腹血糖13.19 mmol/L，餐后2小时血糖15.20 mmol/L，糖化血红蛋白7.6%，尿糖（3+），糖化血清蛋白296 μmol/L，三酰甘油5.38 mmol/L，低密度脂蛋白胆固醇3.57 mmol/L，谷丙转氨酶72 IU/L，碱性磷酸酶146 IU/L，谷酰转肽酶67 IU/L。消化系彩超提示胆囊炎。曾予二甲双胍，并控制饮食及进行运动治疗，但疗效不理想。故今日来诊以求中医系统治疗。消渴是由阴虚燥热，五脏虚弱而致多饮、多食、多尿、消瘦或尿浊，尿有甜味为主要临床表现的一种疾病。本病总以阴虚为本，燥热为标，日久伤及脾胃，脾胃气虚，中气不足，气虚血瘀或气阴两虚，病久阴损及阳，阴阳两虚，久病不愈，瘀血内生。该患为中青年男性，形体肥胖，除血糖偏高外，尚伴血脂、肝功异常，为典型的生活方式病。辨证以气阴两虚为主，兼燥热和血瘀，治疗以益气养阴为主，兼清热润燥，活血化瘀，并随证加减。抓主证，兼顾兼证、变证，辨证论治，整体治疗为中医治病的关键。

诊断：消渴（气阴两虚挟瘀）

治法：益气养阴，活血化瘀

处置：消渴安汤加减，7剂，水煎服，120毫升/次，日四次温服，并控制饮食及进行运动疗法。

服药一周后，无明显不适，复查空腹血糖7.10 mmol/L，餐后2小时血糖13.20 mmol/L。继服上方7剂后，空腹血糖降至6.44 mmol/L，餐后2小时血糖12.20 mmol/L，谷丙转氨酶44.30 IU/L，碱性磷酸酶111.30 IU/L，谷酰转肽酶30.60 IU/L，尿糖（＋）。仍觉口干渴，故上方加葛根10克，

连服7剂，复查碱性磷酸酶92.40 IU/L，谷丙转氨酶、谷酰转肽酶均已降至正常，尿糖（－），

服药后复诊，自述口干渴症状明显缓解，连服上述方药7剂后，复查空腹血糖5.36 mmol/L，有心慌、胸闷症状。上方加桃仁10克、红花10克，连续服用7剂。

11月中旬，复查空腹血糖5.44 mmol/L，患者主诉心慌、胸闷有所缓解，但手足心热甚。首方加黄柏10克，连服7剂，复查空腹血糖5.50 mmol/L，餐后2小时血糖8.20 mmol/L，手足心热明显缓解，但近日情绪波动较大，时有胸闷，故加陈皮10克，连服6剂。

12月初就诊，空腹血糖5.52 mmol/L，餐后2小时血糖8.20 mmol/L，患者主诉手足心热有所缓解，上方加青蒿10克，连服7剂，复查空腹血糖5.06 mmol/L，手足心热等症状已消失。再连服7剂，复查空腹血糖5.09 mmol/L，餐后2小时血糖7.20 mmol/L，糖化血红蛋白4.8%，糖化血清蛋白236μmol/L，肝功能正常，患者无明显临床不适感，自行停用二甲双胍两周。予上方10剂（5剂汤剂，日两次口服，每剂两天；5剂研面，3克/次，日两次口服）。面药善后，随访半年余，患者各项理化检查正常，无临床不适感，如常人。

实录五 朱某，女，32岁，身高170厘米，体重65千克，2010年7月20日初诊。

主诉：明显消瘦乏力半个月。

现证：患者自述胸闷气短，乏力，盗汗，自汗出，口苦，多饮多尿，眼睛干涩，后背疼痛，足跟疼痛，入睡困难，多梦，月经不调且紫暗有血块，起夜一次，大便正常。舌质红，苔白厚腻，脉弦数。无家族遗传史，无过敏史。空腹血糖15.50 mmol/L，餐后2小时血糖15.40 mmol/L，糖化血红蛋白8.6%，糖化血清蛋白463.8μmol/L，血压130/90 mmHg，尿隐血（－），尿蛋白（－）。心电图正常。患者平素过食油腻，从而使脾胃运

化失司，情志失调，肝木克土，土郁化热，热极化火，耗气伤阴，加之先天禀赋，真阴不足，病久入络，形成气阴两虚兼瘀证候。

诊断：消渴（气阴两虚兼血瘀）

治法：益气养阴，活血通络

处置：消渴安汤为主方加减，7剂水煎口服，日一剂，分四次服用，120毫升/次。全方五脏同治，益气养阴，活血化瘀，补而不滞，瘀除而不伤正。《医述》曰："医病先医人。"每次诊疗疾病必须严肃告诉患者应控制饮食，合理适量运动，劳逸结合，从而起到事半功倍的效果。予中成药六味地黄丸和银杏叶片口服。并嘱患者严格控制饮食，合理适量运动，写心得日记记录每天的饮食及活动。

一周后，患者空腹血糖9.80 mmol/L，餐后2小时血糖13.20 mmol/L，乏力、胸闷气短症状减轻，偶有口苦，口渴，舌质红，苔薄白微黄，脉弦数。前方葛根加量至20克。

8月初，患者无明显不适症状，空腹血糖6.49 mmol/L，餐后2小时血糖9.20 mmol/L，舌质红，苔白，脉弦滑。上方14剂后，空腹血糖6.40 mmol/L，餐后2小时血糖8.90 mmol/L，胸闷气短、口渴、盗汗症状均减轻，自汗出，二便正常。口苦、后背疼痛稍有缓解，舌质红，苔薄白，脉滑数。前方7剂，嘱患者按时就诊，劳逸结合。

8月末，患者空腹血糖6.00 mmol/L，餐后2小时血糖8.20 mmol/L，失眠多梦等症明显好转，偶有后背痛，舌质红，苔薄白，脉弦数。前方14剂，嘱患者适寒温，少食油腻之物。

又服上药7剂后，患者空腹血糖5.00 mmol/L，餐后2小时血糖7.80 mmol/L，糖化血红蛋白5.6%，患者无明显不适症状，偶有多梦，舌质红苔白微黄，脉缓微弦。前方7剂，4剂水煎口服，3剂研面，日两次，2克/次，温水冲服。嘱患者自测空腹血糖及餐后2小时血糖，病情变化及时就诊。随访至今，血糖控制理想。

实录六 肖某某，男，65岁，身高165厘米，体重65千克，2011年7月12日初诊。

主诉：气短、口渴、多饮3年，乏力、消瘦2个月。

现证：口干，口渴，多饮，心烦，胸闷，气短，体重明显减轻（2个月内减轻5千克），耳鸣，舌质红隐青，苔薄白，脉弦。高血压病史3年，血压最高达180/100 mmHg，现血压135/85 mmHg，口服福辛普利钠片，日一片。辅助检查：体质指数23.9 kg/m²。空腹血糖7.80 mmol/L，餐后2小时血糖11.80 mmol/L，糖化血红蛋白6.6%。尿常规未见异常。该患不用药物治疗，只用控制饮食及运动疗法，但不好好坚持，故效果不理想。

《黄帝内经》认为，消渴的主要病因是禀赋不足、五脏虚弱、内伤七情、饮食不节、劳欲过度等。这些病因导致损伤散膏，气化失调，升降出入失常。日久元真受伤，膜原受损，导致消渴。消渴发展过程中，初起常以阴虚燥热为主，阴愈虚则燥愈盛，燥愈盛则阴愈虚。阴虚，津血不能载气则气耗，燥热不但伤阴而且耗气，即形成气阴两虚。阴虚内热，津亏血少，不能载血畅行及气虚无力运血，血流不畅而导致血瘀。阴虚燥热，津亏血少，不能载血循经畅行，也可导致血瘀。血瘀一成则瘀而化热，更伤已虚之气阴。

诊断：消渴（气阴两虚兼瘀）

治法：益气养阴，活血通络

处置：消渴安汤加桃仁10克、红花10克，7剂水煎，口服，日一剂，分四次服用，120毫升/次。方中生地滋阴清热，甘寒生津，《名医别录》"补五脏，通血脉。"知母上济肺肾，下滋肾水，清燥热，《本草纲目》"下则润肾燥而滋阴，上则清肺金而泻火。"黄连清心泻火，《用药法象》"泻心火。"《本草纲目》"止消渴。"地骨皮清泻肺热，凉血退蒸，《本草求真》"入肺降火，入肾凉血。"葛根生津止渴，《神农本草经》"主消渴，身大热。"生地、知母合用滋阴清热；黄连、地骨皮、

葛根三药合用清燥热、化郁热。人参止渴生津，大补元气，《医学启源》
"补元气、止渴，生津液。"黄芪益气升阳、黄精补脾益气，《本草纲
目》"补三焦，实卫气。""补诸虚，填精髓。"玉竹清肺润胃，生津止
渴，《日华子本草》"除烦闷，止渴。"枸杞子滋肾润肺，《景岳全书》
"尤止消渴。"人参、黄芪、黄精、玉竹、枸杞子五味药合用补五脏之
气，滋补已亏之津液。丹参清血热，通经络，去瘀生新，《本草正义》
"活血行血。"红花活血通经，祛瘀止痛。桃仁活血祛瘀，《神农本草
经》"主瘀血，血闭。"丹参、红花、桃仁三药合用以补药的呆滞之性，
祛旧之瘀血以生新。全方共奏滋阴清热、益气养阴、活血化瘀之功，使补
而不滞，祛瘀而不伤正气，从而得到满意疗效。配合中成药六味地黄丸和
血府逐瘀胶囊口服。并嘱患者严格控制饮食，进行适量运动，并每天写依
据"一则八法"管控规范记录饮食及运动的日记。

复诊时查患者空腹血糖7.0 mmol/L，餐后2小时血糖10.4 mmol/L，
口干、口渴、多饮症状减轻。继续予上方7剂后，空腹血糖7.2 mmol/L，
早餐后2小时血糖8.5 mmol/L，糖化血红蛋白3.6%。患者无明显口干、口
渴、多饮症状，心烦、胸闷、气短症状好转，再给予上方14剂，嘱患者控
制饮食需恒定适量饮食。

8月初就诊，患者自测空腹血糖6.80 mmol/L，餐后2小时血糖
9.20 mmol/L。诸症好转，偶有头晕，上方基础上加天麻10克，钩藤40
克，开14剂汤药，嘱患者按时就诊，坚持饮食、运动及中药治疗。

上药毕，查空腹血糖7.20 mmol/L，餐后2小时血糖8.00 mmol/L，
无明显不适，头晕症状好转。患者服用上方到10月末，空腹血糖波动在
6.30～7.20 mmol/L，餐后2小时血糖波动在5.80～8.50 mmol/L。无明显
不适，予上方14剂，7剂水煎，日两次口服，7剂研面，2克/次，日两次口
服，先用汤剂后用散剂。嘱患者坚持控制饮食及运动，定期检测血糖。随
访7个月，无明显不适，血糖控制理想。

实录七 朱某，男，41岁，2011年11月3日初诊。

主诉：乏力1年余。

现证：1年前无明显诱因出现倦怠乏力，体重下降明显，约减重10千克。2个月前体检查：空腹血糖14.00 mmol/L，餐后2小时血糖17.20 mmol/L，糖化血红蛋白9.6%。遂就诊于吉大二院，查空腹血糖仍处高值，尿常规示酮体（2+）。诊断为"2型糖尿病"，予胰岛素泵强化治疗20天后，空腹血糖降至7.00 mmol/L，餐后2小时血糖9.20 mmol/L，尿常规正常。病情明显好转出院。病程中患者未严格控制饮食及运动，未服用降糖药物，为求中医药系统治疗，遂今日于我处就诊。证见倦怠乏力，汗出，偶有头痛，饮食及睡眠尚可，二便正常。舌质暗红，苔白，脉沉细。查空腹血糖14.30 mmol/L，餐后2小时血糖16.80 mmol/L。尿常规未见异常。此患者无明显消渴的"三多"症状，但"一少"症状凸显。消，或作痟，乃消渴、消谷、消烁、消耗、消弱、消瘦无力之意。《释名·释疾病》"弱也，如见割削，筋力弱也。"患者长期饮食无规律，损伤脾胃，致脾胃运化失职，积热内蕴，化燥伤津，消谷耗液，发为消渴。消渴日久，累及气阴，气虚帅血无力，加之药毒所致气阴欲脱，气血化生无源，故见倦怠乏力、汗出、肢冷。舌质暗红，苔白，为疾病日久，而致气阴两虚，阴虚失养、气虚失运而致血瘀，故舌质暗红。脉沉细，因病变部位在里，邪正交争，气血趋于里而脉象见沉，细为不足，说明气阴两虚日久阻碍其不能外达。

诊断：消渴（气阴两虚兼血瘀）

治法：益气养阴，活血通络

处置：予消渴安汤4剂，水煎服，两日一剂，120毫升/次，早、晚分服。予二甲双胍一片，早餐第一口饭中嚼服。人参性较平和，不温不燥，既可补气、又可生津。枸杞子平而不热，有补水制火之能，与地黄同功。味重而纯，故能补阴，阴中有阳，故能补气，可以滋阴而不致阴衰。润而滋补，兼能退热，其专于补肾、润肺、生津、益气，为肝肾真阴不足、劳乏内热补益之要药。昔人多谓其能生精益气，除阴虚内热，皆因热退则阴生，阴生则精血自长。二者为伍成君，可益气、生津、养阴。黄芪善达表益卫，温分肉，肥腠理，使阳气和利，充满流行，自然生津生血。协人参，一动一静，阴阳兼顾，通补无泻，补气之力大增，益元气而峻补三焦。黄精养阴生津，枸杞子助黄精养阴润肺，黄精助枸杞子滋补阴血，二者相须为用。玉竹味甘多脂，质柔而润，是一味养阴生津的良药，主养阴清肺润燥。黄连味大苦，气大寒，群药中清肃之物。其处上经，譬犹皋陶之在虞廷，明刑执法以禁民邪，是其职也。稷契夔龙之事，则非其任矣。故祛邪散热，荡涤肠胃，肃清神明，是其性之所长。黄连可防止君臣补气阴药性过重而生热伤津，与黄芪配伍则滋阴清热。葛根其气轻浮，鼓舞气上行，生津液，止烦渴，与黄芪同用则阳气升而阴应。地骨皮甘寒清润，平补，有精气充而邪火自退之妙。金银花尤善散散膏之热。佐以丹参，其善治血分，去滞生新，调经顺脉之药也。补血生血，功过归、地，调血敛血，力堪芍药，逐瘀生新，性倍川芎。纵观全方，五脏同治，益气养阴，活血化瘀，补而不滞，瘀除而不伤正。补气能生津，补津能化气，则津液代谢正常，气机升降出入得调，消渴症状得除。

并嘱患者合理安排作息时间，严格控制饮食，合理搭配一日三餐，大米、小米、二米饭为主食，严守"一则八法"，不宜吃高胆固醇的食物及动物脂肪，保证睡眠质量。增强患者糖尿病知识教育，积极改善不良的生活习惯，预防其他疾病和损伤，掌握正确实用的健康知识，调整心理状态，用整体观念理解和对待健康问题。

药后，患者乏力明显缓解，汗出减轻，舌质暗红，苔白，脉沉细，尿常规示正常。糖化血红蛋白5.50%，空腹血糖12.80 mmol/L，餐后2小时血糖15.00 mmol/L。嘱患者控制饮食，注意休息，继续服用前方。

两周后，患者体力恢复，无明显汗出。空腹血糖波动在10.30 mmol/L

左右，餐后2小时血糖13.50 mmol/L。嘱患者按时服药，清淡饮食，密切监测血糖，以免发生低血糖。继续当前治疗方案。

首方连用28剂后，患者已无明显症状，舌质暗红，苔白，脉沉细。然生化检查提示：空腹血糖7.80 mmol/L。详询而知，患者未能严格控制饮食及进行运动，且工作量较大，未能及时服用汤药。又详细说明控制饮食的重要性，续用原方7剂，水煎服，一日一剂，120毫升/次，早、午、晚餐后及睡前，分四次服。

再一周后，患者无明显症状，舌质暗红，苔白，脉沉细。空腹血糖6.20 mmol/L，餐后2小时血糖9.00 mmol/L。患者经一个月的治疗，已深知饮食及运动对糖尿病患者病情的影响。严格的饮食及运动疗法，可提高糖尿病患者的生活质量，利于疾病好转。嘱患者树立战胜疾病的信心，续用原方。

一周后，患者手足发凉，在原方基础上加肉桂5克，小茴香5克，以温阳通脉。

此后一直到2012年2月16日，其间每日查空腹血糖波动在4.9～5.7 mmol/L，餐后2小时血糖7.80 mmol/L，糖化血红蛋白降至4.6%。此患者初服药即效果明显，然而治疗期间因未遵医嘱，停用二甲双胍，未能控制饮食，其间有几次反复，说明饮食及运动在治疗消渴的过程当中有举足轻重的作用，必须严格坚持糖尿病饮食，加强餐后运动，饮食要三餐定时定量，保证饮食结构均衡，食物的品种要多样化，糖类占总量的50%，蛋白质35%，脂肪15%，加大膳食纤维、绿叶蔬菜的进食比例。每餐七八分饱，减少食用油的量。嘱患者严守"一则八法"，继续低脂、清淡饮食，调整生活规律，按时起居，坚持适当的运动。前方6剂研面，一次3克，一日三次，温水调服。予紫河车粉200克，2克/次，每日两次，温水冲服。巩固月余，有变化随诊。

实录八 马某，男，50岁，2012年1月15日就诊。

主诉：口渴近半月。

现证：口渴，多饮，乏力，气短，自汗出，眼睛干涩，视物模糊，下肢麻木，面色暗青，小便频，起夜两到三次。舌质隐青，苔薄白，脉弦细。该患两日前查空腹血糖8.40mmol/L，餐后2小时血糖11.60mmol/L，糖化血红蛋白7.6%。母亲患有糖尿病。血压130/100mmHg，尿隐血（－），尿蛋白（－）。心电图正常。患者平素过食油腻，从而使脾胃运化失司；情志失调，肝木克土，土郁化热，热极化火，耗气伤阴，加之先天禀赋、真阴不足，病久入络，形成气阴两虚兼瘀证候。

诊断：消渴（气阴两虚兼瘀）

治法：益气养阴，活血通络

处置：消渴安汤加减，予两剂，水煎口服，日一剂，分四次服用，120毫升/次。予中成药六味地黄丸和血府逐瘀胶囊口服。并嘱患者严格控制饮食，合理适量运动，写心得日记记录每天的饮食及活动。

两天后复诊，患者空腹血糖7.10mmol/L，餐后2小时血糖11.60mmol/L，肌酐79μmol/L，尿素氮6.10mmol/L，尿酸281μmol/L，患者症状同前，舌质隐青，苔薄白，脉弦细。上方7剂，日两次口服。且告诉患者应继续控制饮食、调畅情志、适量运动，劳逸结合而取得良好的治疗效果。

2月初就诊，空腹血糖8.10mmol/L，餐后2小时血糖12.60mmol/L，患者近日出现胃胀症状，舌质红，苔薄白，脉弦滑。上方加厚朴10克、佩兰10克，7剂后，空腹血糖7.00mmol/L，餐后2小时血糖10.60mmol/L，患者口干渴、气短症状均减轻，胃胀有所缓解，舌质红、苔薄白，脉弦滑。前方7剂，嘱患者按时就诊，劳逸结合。

半月后，查空腹血糖7.10mmol/L，餐后2小时血糖9.60mmol/L。患者口干渴、乏力、气短症状明显好转，仍有视物模糊症状，舌质红苔薄白，脉弦滑。上方加覆盆子10克，7剂。2月末，患者查空腹血糖5.80 mmol/L，餐后2小时血糖8.60 mmol/L，无明显不适症状，舌质红，苔薄白，脉沉弦。前方4剂口服到3月4日，患者再就诊时查空腹血糖5.90 mmol/L，餐后2小时血糖7.60 mmol/L，糖化血红蛋白5.6%，无明显不适。上方5剂研面，日两次，一次2克，温水冲服。嘱患者严守"一则八法"，自测空腹血糖及餐后2小时血糖，病情变化随诊。随访至今，血糖控制理想。

实录九 张某某，男，33岁，身高171厘米，体重72千克，2012年6月12日初诊。

主诉：口渴、多饮、多尿2个月。

现证：口渴，多饮，多尿，腰酸，乏力，体重明显减轻，舌质红隐青，苔薄白，脉弦而无力。未用胰岛素，现口服二甲双胍片，日一次。检查：体质指数24.6 kg/m²，空腹血糖15.10 mmol/L，餐后2小时血糖17.60 mmol/L，糖化血红蛋白9.8%。尿常规：未见异常。禀赋不足，饮食不节，饮食不洁，情志不遂，劳逸失度，邪盛正衰，导致散膏失职，则气血不畅，水津失布，脂膏堆积，升降出入受限，真阴受损，燥热内盛，阴病及气，气阴两亏，血脉不畅，气滞血瘀，阴病及阳，阴阳两虚，导致消渴。

诊断：消渴（气阴两虚兼瘀证）

治法：益气养阴，活血化瘀

处置：消渴安汤加减：生地20克，知母20克，地骨皮10克，葛根15克，人参10克，黄芪50克，黄精50克，枸杞子30克，玉竹20克，桃仁10克，红花10克。7剂水煎口服，日一剂，分四次服用，120毫升/次。方中生地滋阴清热，甘寒生津，《名医别录》"补五脏，通血脉。"知母上济肺肾，下滋肾水，清燥热，《本草纲目》"下则润肾燥而滋阴，上则清肺金而泻火。"地骨皮清泻肺热，凉血退蒸，《本草求真》"入肺降火，入肾凉血。"葛根生津止渴，《神农本草经》"主消渴，身大热。"生地、知母、地骨皮、葛根合用，滋阴清热。人参止渴生津，大补元气，《医学启源》"补元气、止渴，生津液。"黄芪益气升阳，黄精补脾益气，《本草纲目》"补三焦，实卫气。""补诸虚，填精髓。"玉竹清肺润胃，生津止渴，《日华子本草》"除烦闷，止渴。"枸杞子滋肾润肺，《景岳全书》"尤止消渴。"人参、黄芪、黄精、玉竹、枸杞子五味药合用，补五脏之气、滋补已亏之津液。桃仁、红花活血祛瘀。全方益气、养阴、清热，活血化瘀，标本兼治，顾肺脾肾。饮食治疗、运动治疗、中药治疗等合用，从而达到满意疗效。予中成药六味地黄丸和血府逐瘀胶囊口服。嘱患者严守"一则八法"，中药治疗同时配合饮食治疗及运动治疗，具体医嘱如下：

（1）饮食治疗

早餐：米饭100克，蔬菜250克，瘦肉50克，豆制品50克

午餐：米饭150克，蔬菜250克，瘦肉50克，豆制品50克

晚餐：米饭100克，蔬菜250克，瘦肉50克，豆制品50克

（2）运动治疗

早餐后休息20分钟，再运动20分钟。

午餐后休息30分钟，再运动30分钟。

晚餐后休息40分钟，再运动40分钟。

（3）注意事项

①每日90分钟运动以散步为主，劳累即休息片刻，运动时间相差不能超过5分钟。

②严格按饮食表饮食，服药期间不吃萝卜，不吃生冷瓜果，不能乱用营养品。

③不饮茶水，晚餐后4小时后睡觉。

④改善生活方式，规律作息，按时服药。

⑤避风寒，保持心情舒畅。

药用一周后，患者空腹血糖13.70 mmol/L，餐后2小时血糖16.60 mmol/L。口渴、多尿症状减轻，继续予上方7剂后，空腹血糖仍为13.70 mmol/L，餐后2小时血糖15.60 mmol/L。患者自述未能严格控制饮食及进行运动治疗，给患者讲述饮食及运动治疗的重要性，嘱患者加强饮食治疗与运动治疗。

7月初，查空腹血糖9.30 mmol/L，餐后2小时血糖11.60 mmol/L。中旬就诊时，空腹血糖6.00 mmol/L，餐后2小时血糖5.00 mmol/L。无明显不适，效不更方，继续给予上方7剂。

10日后，查空腹血糖5.00 mmol/L，餐后2小时血糖8.00 mmol/L。无明显不适，患者诉自行停服二甲双胍，嘱患者坚持饮食治疗、运动治疗及中药治疗。

7月末，患者查空腹血糖4.60 mmol/L，餐后2小时血糖7.10 mmol/L，糖化血红蛋白3.6%。血糖基本稳定，予上方7剂巩固疗效。随访至今，血糖控制较为理想。

实录十 王某某，女，57岁，身高162厘米，体重69千克，2012年7月21日初诊。

主诉：消瘦一个月，乏力两周。

现证：乏力，消瘦，胸闷气短，下肢麻木，耳鸣，盗汗，自汗出，口苦，入睡困难，多梦，起夜一次，舌尖红，苔黄，脉沉细。否认家族遗传史，否认过敏史。查血压130/90 mmHg，体质指数26.5 kg/m^2，空腹血糖9.70 mmol/L，餐后2小时血糖14.20 mmol/L，糖化血红蛋白7.6%，尿常规正常，肾功正常，心电图正常。

诊断：消渴（气阴两虚兼血瘀）

治法：益气养阴，活血化瘀

处置：消渴安汤加减：生地20克，知母15克，黄芪50克，黄精50

克，人参10克，枸杞子30克，白术10克，黄连20克，地骨皮20克，葛根20克，玉竹20克，防风10克，佩兰10克，草果10克，槟榔10克，厚朴10克，丹参10克。7剂水煎口服，日一剂，分四次服用，120毫升/次。方中生地甘寒生津，滋阴清热，《本草经疏》"益阴血上品。"《本草衍义》"凉血补血，补益肾水真阴不足。"知母滋阴清热，甘寒生津，《名医别录》"补五脏，通血脉。"《本草经疏》"益阴血上品。"上二药，清润肺肾，润燥泻火，为君药。此患者热极生火，火盛伤津，黄连、地骨皮、葛根、玉竹、防风、佩兰可泻心肺之火，养胃生津，除中满之热，入阴退火，共为臣药。人参归肺脾两经，益精气补五脏，止渴生津。黄芪味甘，归肺脾两经，益气升阳，《医学衷中参录》"黄芪得葛根则能升元气，得知母，滋阴清热，则阳气升而阴应。"黄精补脾益气，兼滋肺、脾、肾阴，有滋后天脾阴而养先天肾阴功效。枸杞子滋肾润肺，《本草通玄》"有补水制火之能。"《景岳全书》"尤止消渴。"白术健脾益气，《本草通玄》"补脾胃之药，更无出其右者，土旺则能健运。"上药气阴两补，平而不峻，补而不滞，润而不腻，共为佐药。消渴日久不愈，则毒邪入络，膜原受损，由损生逆，由逆致变，变而为消渴及并证，故加入草果、槟榔、厚朴，槟榔辛散湿邪，使邪速溃；厚朴芳香化浊，理气祛湿；草果辛香化浊，宣透伏邪。《温疫论》"三味协力直达其巢穴，使邪气溃败，速离膜原。"三药亦为佐药。丹参味苦，归心、心包、肝经，可养心通络，并有活血调经功效，能领诸药贯通气血，又避免滋阴润燥之品凉遏之弊，为使药。全方五脏同治，补而不滞，瘀除而不伤正。配合中成药六味地黄丸、血府逐瘀胶囊口服，共奏益气养阴、解毒通络之功。六味地黄丸，8粒/次，日三次口服。血府逐瘀胶囊，6粒/次，日三次口服。嘱患者严格控制饮食，合理适量运动，写心得日记记录每天饮食、运动情况，便于医生了解病程，以告知患者改进。

7剂药后，患者乏力，胸闷气短症状减轻，舌质红，苔黄，脉沉。空腹血糖10.10 mmol/L，餐后2小时血糖13.80 mmol/L。效不更方，连服上方7剂。

再诊时，患者自述无乏力、口苦，偶有盗汗，舌质红，苔薄白，脉沉。空腹血糖9.80 mmol/L，餐后2小时血糖12.30 mmol/L。上方加浮小麦10克，麻黄根5克，7剂。嘱患者劳逸结合，注意饮食。

继续服药后，患者无乏力、胸闷气短症状，口苦减轻，盗汗好转，舌质红，苔薄白，脉沉。空腹血糖8.20 mmol/L，餐后2小时血糖11.70 mmol/L。上方去浮小麦、麻黄根，7剂后，患者无乏力、口苦症状，无盗汗，整体感觉良好，舌质红，苔薄白，脉沉弦。空腹血糖7.00 mmol/L，餐后2小时血糖9.90 mmol/L。效不更方，嘱患者按时就诊，连服上方7剂后，患者无明显不适症状，舌质红，苔薄白，脉沉缓。空腹血糖6.90 mmol/L，餐后2小时血糖7.80 mmol/L，糖化血红蛋白7.6%。上方5剂，2剂水煎口服，3剂研面，日两次，一次2克，温水冲服。治疗1个月后嘱患者自测空腹血糖及餐后2小时血糖，有变化及时就诊。《医述》曰："医病先医人。"每次行医必须严肃告诉患者控制饮食，合理适量运动。此患者严守"一则八法"，严格按医嘱饮食、运动、服药，故起到事半功倍的效果。随访至今，血糖控制理想。

实录十一 马某，女，42岁，2012年10月22日初诊。

主诉：腰酸、口干3年。

现证：乏力，饮食及睡眠尚可，二便正常。舌质淡红，苔薄白，脉沉弦。患者3年前体检发现血糖升高，并确诊为糖尿病，2011年8月至12月打胰岛素早16 u，晚8 u，停用胰岛素后口服诺和龙（瑞格列奈片）1毫克，日三次。查空腹血糖11.00 mmol/L，餐后2小时血糖15.80 mmol/L，糖化血红蛋白8.3%。患者平素过食油腻，从而使脾胃运化失司。情志失调，肝木克土，土郁化热，热极化火，耗气伤阴，加之先天禀赋、真阴不足，病久入络，形成气阴两虚兼瘀证候。

诊断：消渴（气阴两虚兼瘀）

治法：益气养阴，活血化瘀

处置：消渴安汤加杜仲10克、桑寄生30克，上方7剂，水煎服，日一剂，分四次服用，120毫升/次。并嘱患者合理安排作息时间，严格控制饮食。方中人参味甘，归肺、脾两经，益精气补五脏，止渴生津。枸杞子甘平，填精补髓，滋阴润燥。二药合用益气养阴、生津止渴，为君药。黄芪可补脾肺之气，为补气要药。黄精补脾益气，兼滋肺、脾、肾阴，有滋后天脾阴而养先天肾阴功效。玉竹清养胃阴，生津止渴，滋阴润燥。诸药合用助君药，益气生津、滋阴润燥，为臣药。葛根味甘辛凉，归脾、胃经，本品甘凉清热之中又能鼓舞胃气上行而生津止渴。地骨皮凉血退蒸，清泻肺热。以上诸药，入阴退热，以清代补，助君臣补而不腻，共为佐药。丹参味苦，归心、心包、肝经，养心通络，并有活血调经功效，补而不滞，瘀除而不伤正，为使药。全方益气养阴，活血化瘀。杜仲、桑寄生取其补肝肾、强筋骨之功。

药后，患者腰酸症状明显缓解。空腹血糖10.20 mmol/L，餐后2小时血糖13.80 mmol/L。继续上方7剂，水煎服。

两周后，患者乏力明显缓解。空腹血糖波动于7.00～9.20 mmol/L，餐后2小时血糖11.80 mmol/L，继服上方，给予紫河车粉200克，每次3克，日两次，温水冲服。

用药后，患者自述有尿频、尿急症状，尿常规示白细胞稍高，测空腹血糖6.70 mmol/L，餐后2小时血糖7.60 mmol/L。上方加马齿苋20克，白头翁15克，黄柏10克。7剂，日三次口服。并给予熏洗方7剂，日一次外用熏洗。嘱患者控制饮食，调畅情志，适量运动，劳逸结合。

一周后，患者尿频、尿急症状缓解。空腹血糖6.40 mmol/L，餐后2小时血糖7.60 mmol/L。上方7剂水煎服后，患者自诉大便干结。空腹血糖4.40 mmol/L，餐后2小时血糖7.60 mmol/L。上方加当归20克，肉苁蓉20克，槐角10克，服后患者自诉近日劳累，睡眠不佳。测空腹血糖6.60 mmol/L，餐后2小时血糖8.00 mmol/L。上方加夜交藤15克，柏子仁15克，酸枣仁10克，14剂。

两周后，患者无明显不适症状。测空腹血糖6.40 mmol/L，餐后2小时血糖8.60 mmol/L。继续服用上方4剂后，患者无明显不适症状。空腹血糖6.40 mmol/L，餐后2小时血糖7.60 mmol/L，糖化血红蛋白3.8%。上方4剂研面，日两次，一次2克，温水冲服。嘱患者严守"一则八法"，自测空腹血糖及餐后2小时血糖，病情变化随诊。

实录十二 徐某某，男，41岁，身高170厘米，体重64千克，2013年3月14日初诊。

主诉：口干、口苦4年。

现证：口干，口苦，怕热，头晕，耳鸣，手足心热，关节麻木疼痛，寐差，小便正常，大便3日一行。舌质暗红，苔白微黄，脉弦数。查空腹血糖9.80 mmol/L，餐后2小时血糖13.80 mmol/L。否认家族遗传史，否认过敏史。患者糖尿病病史4年，空腹血糖最高时22 mmol/L，糖化血红蛋白12.6%，现用胰岛素（早8 u，晚5 u）治疗，血糖控制不稳定。血压130/80 mmHg，尿隐血（－），尿蛋白（－），心电图正常。

诊断：消渴（气阴两虚兼血瘀）

治法：益气养阴，活血化瘀

处置：消渴安汤加当归10克、川芎5克、赤芍5克、桃仁10克、红花10克、丹参10克、地龙10克、全蝎5克、甘草5克，7剂水煎取汁，日一剂，分三次服用，120毫升/次。中成药予六味地黄丸、血府逐瘀胶囊口服，并嘱患者严格控制饮食，合理适量运动，记录每天的饮食及活动。

7剂药后，空腹血糖8.30 mmol/L，餐后2小时血糖12.80 mmol/L。患者口干、口苦症状减轻。上方7剂加牛膝10克。一周后，患者空腹血糖8.80 mmol/L，餐后2小时血糖10.50 mmol/L。患者头晕、耳鸣症状好转，上方7剂去牛膝加青皮10克，地骨皮10克。

第四次见到患者时，患者空腹血糖7.20 mmol/L，餐后2小时血糖9.80 mmol/L。患者手足心发热，关节肿胀症状明显好转，二便正常。继续上方7剂，嘱患者按时就诊，劳逸结合。

药后，患者空腹血糖6.20 mmol/L，餐后2小时血糖7.80 mmol/L，糖化血红蛋白5.6%。患者无明显不适，偶有多梦症状，上方7剂，4剂水煎口服，3剂研面，日两次，一次2克，温水冲服。嘱患者严守"一则八法"，自测空腹血糖及早餐后2小时血糖，有变化及时就诊。随访至今，血糖控制理想。

实录十三　牛某，男，44岁，身高168厘米，体重70千克，2013年3月12日初诊。

主诉：消瘦、口干2年。

现证：体重下降5千克，腰痛，胸闷气短，乏力，口苦，耳鸣，多食易饥，眼睛干涩，足跟痛，大小便正常。舌质红，苔白厚腻，脉弦细。自述血糖异常2年，空腹血糖7.90 mmol/L，餐后2小时血糖12.80 mmol/L，糖化血红蛋白7.8%，未服用药物治疗。既往脂肪肝、胆囊炎病史，吸烟30年，饮酒20年。血压110/75 mmHg，尿隐血（－），尿蛋白（－），心电图正常，肾功正常。

诊断：消渴（气阴两虚）

治法：益气养阴，滋阴清热，活血化瘀

处置：消渴安汤加佩兰10克、厚朴10克，7剂水煎口服，日一剂，分四次服用，120毫升/次。中成药予六味地黄丸、血府逐瘀胶囊、复方榛花舒肝胶囊口服。并嘱患者严守"一则八法"，严格控制饮食，适量运动，记录每天的饮食及活动。

初诊月末，查空腹血糖7.08 mmol/L，餐后2小时血糖7.80 mmol/L，患者乏力、胸闷、气短症状减轻，偶有口苦、口干，舌质红，苔白腻，脉弦细。尿常规：尿蛋白（＋）。予上方加土茯苓60克、络石藤10克、覆盆子10克、五倍子10克、白豆蔻10克、蝉蜕10克、僵蚕10克、陈皮10克、益母草10克，14剂，水煎服。嘱患者控制蛋白质和豆制品摄入。《素问·奇病论》"津液在脾，故令人口干也，此肥美之所发也……治之以兰，除陈气也。"土茯苓解毒、祛湿、利关节，《本草正义》"利湿去热，能入络，搜剔湿热之蕴毒。"络石藤、白豆蔻、五倍子、覆盆子、益母草、陈皮、蝉蜕、僵蚕等药物，共奏解毒、益肾、通络之功，去尿蛋白显著。全方解毒利咽，益肾通络。

14日后，患者空腹血糖6.53 mmol/L，餐后2小时血糖7.80 mmol/L，患者乏力、胸闷、气短缓解，口苦、口干减轻，多食易饥、足跟痛改善，舌质红，苔白微腻，脉弦细。尿常规：尿蛋白（－）。效不更方，继续予上方10剂。另予紫河车粉200克，2克/次，日两次，温水冲服。

药到4月中旬，患者空腹血糖6.77 mmol/L，餐后2小时血糖7.80 mmol/L，患者乏力、胸闷、气短明显改善，口苦、口干减轻，偶有腰痛，耳鸣、足跟痛缓解，舌质红，苔白微腻，脉弦细。尿常规：尿蛋白（－）。效不更方，继续予上方14剂。嘱患者按时就诊，劳逸结合。

上药毕，患者空腹血糖6.20 mmol/L，餐后2小时血糖7.80 mmol/L，患者乏力、胸闷、气短明显好转，偶有口苦、口干，腰痛改善，耳鸣、足跟痛减轻，舌质红，苔白微腻，脉弦细。尿常规示尿蛋白（＋）。患者自述大便黏，一日两到三次，予上方7剂加苍术10克，黄柏10克。嘱患者控制饮食，尽量少食蛋白质含量高的食物，注意休息。

一周后，患者空腹血糖5.89 mmol/L。患者乏力、胸闷、气短明显缓解，口苦、口干改善，腰痛明显缓解，耳鸣、足跟痛改善，舌质红，苔白微腻，脉弦细。患者尿常规正常，尿蛋白（－）。故予首方14剂。嘱患者继续控制饮食，监测血糖变化。

5月末，患者自测空腹血糖6.20 mmol/L，患者乏力、胸闷、气短明显好转，口苦、口干明显缓解，腰痛、耳鸣、足跟痛明显改善，舌质红，苔薄白，脉弦细。尿常规：尿蛋白（－）。效不更方，继续予上方14剂。

6月中旬，查空腹血糖6.33 mmol/L，餐后2小时血糖6.80 mmol/L，患者乏力、胸闷、气短明显改善，口苦、口干明显减轻，腰痛、耳鸣、足跟痛明显缓解，舌质红，薄白，脉弦细。尿常规：尿蛋白（－）。效不更方，继续予上方14剂。嘱患者加强饮食控制，监测血糖变化，如血糖水平达标，下次给予面药。

7月初，患者查空腹血糖6.40 mmol/L，餐后2小时血糖7.80 mmol/L，糖化血红蛋白4.7%，无明显不适症状，舌质红，苔薄白，脉弦细。前方8剂，4剂水煎口服，日两次，早晚饭后口服，另4剂研面，日三次，一次5克，温水冲服。嘱患者严守"一则八法"，自测空腹血糖及尿常规，有变化及时就诊。随访至今，血糖控制理想，尿常规正常。

实录十四 于某某，男，49岁，2013年3月21日初诊。

主诉：口干、口渴4年。

现证：口干，口渴，耳鸣，汗出，腿脚无力，尿频（起夜三到四次），失眠梦多，大便正常，舌质红，苔白腻，脉弦细。血压135/95 mmHg，体质指数25.6 kg/m²。患者糖尿病病史4年，其空腹血糖波动在6.00～9.00 mmol/L，餐后2小时血糖波动在11.00～15.00 mmol/L。现服用格列美脲，每次一片，日一次口服；拜唐苹（阿卡波糖片），每次一片，日三次口服。查尿隐血（－），尿蛋白（－）；空腹血糖8.30 mmol/L，餐后2小时血糖12 mmol/L，糖化血红蛋白6.6%；心电图：窦性心律，心电轴不偏，T波改变。

诊断：消渴（气阴两虚兼瘀）

治法：益气养阴，活血化瘀

处置：消渴安汤加厚朴10克、佩兰10克，7剂水煎口服，日一剂，分四次服用，120/次毫升。方中重用丹参，活血通络，此为静药中一味动药，能领诸药贯通气血，又避免滋阴润燥之品凉遏之弊。厚朴、佩兰归脾、胃、肺经，芳香化湿行气，《素问·奇病论》"津液在脾，故令人口干也，此肥美之所发也……治之以兰，除陈气也。"消渴为禀赋不足、五脏虚弱、内伤七情、饮食不节、劳欲过度等病因导致脾胃、散膏功能失调，故用厚朴、佩兰引经，使药性作用于病位。丹参、厚朴与佩兰共为使药。全方以整体观念，标本兼治，动静相和，刚柔并济，三消同治，共奏益气养阴、清热生津、活血化瘀之功。中成药予六味地黄丸、血府逐瘀胶囊、银杏叶片、复方丹参滴丸，日三次口服。嘱患者按饮食表严格控制饮食，适量运动，并每天写记录相关饮食及运动的日记。

月末复诊，患者查空腹血糖为6.10 mmol/L，餐后2小时血糖8.50 mmol/L，口干、口渴症状减轻，时有汗出，舌质红，苔白腻，脉弦细。继续予上方7剂，患者拜唐苹口服减为日两次，嘱患者继续控制饮食，按时就诊。7日后，患者查空腹血糖5.40 mmol/L，餐后2小时血糖6.50 mmol/L。口干、口渴、汗出缓解，尿频减轻，患者近日睡眠较差，舌质红，苔白腻，脉弦细。予上方7剂加夜交藤30克，养心安神。患者拜唐苹口服减为日一次，嘱患者继续控制饮食，监测血糖。另予紫河车粉200克，每次2克，日两次，水冲服。

4月中旬，查空腹血糖5.40 mmol/L，餐后2小时血糖4.70 mmol/L。口干、口渴、汗出明显好转，尿频、腿脚无力症状缓解，睡眠改善，舌质红，苔薄白，脉弦细。予上方7剂去夜交藤，患者停服拜唐苹，给患者讲述饮食及运动治疗的重要性，嘱患者加强饮食治疗与运动治疗。

上药服毕，查空腹血糖4.70 mmol/L，餐后2小时血糖5.50 mmol/L。诸症明显好转，偶有腿脚酸痛无力症状，舌质红，苔薄白，脉弦细。上方7剂加桃仁10克，红花10克，以活血通经活络。患者停服格列美脲，嘱患者勿劳累，保持生活规律，按时服药。

最后一次就诊，患者查空腹血糖4.90 mmol/L，餐后2小时血糖

5.30 mmol/L，糖化血红蛋白4.6%。无明显不适症状，腿脚酸痛症状好转，舌质红，苔薄白，脉弦细。予上方8剂去桃仁、红花，4剂水煎，日两次口服，4剂研面，3克/次，日三次口服，汤剂服完用散剂。嘱患者严守"一则八法"，坚持控制饮食及运动，定期检测血糖。后随访7个月，无明显不适，血糖控制理想。

实录十五 杨某，男，45岁，身高171厘米，体重70千克。2012年12月6日初诊。

主诉：口渴、多饮11年，加重2个月。

现证：口干，口渴，多饮，多尿，怕热，头晕，双目干涩，耳鸣，咽痛，背痛，右下肢有负重感，胸闷，气短，心悸，失眠，心烦易怒，反酸，尿频，起夜一次，大便两日一行，明显消瘦，舌质红，苔薄白，舌尖红，脉弦而无力。现用诺和灵进行胰岛素治疗，早26 u，晚23 u。血压140/80 mmHg，体质指数23.94 kg/m^2。空腹血糖15.40 mmol/L，餐后2小时血糖21 mmol/L，糖化血红蛋白8.9%，谷丙转氨酶5.30 IU/L，三酰甘油2.04 mmol/L，载脂蛋白A 1.07 g/L，载脂蛋白B 1.22 g/L，高密度脂蛋白0.95 mmol/L，低密度脂蛋白3.21 mmol/L，肌酐55 μmol/L，尿酸345 μmol／L。心脏彩超：二尖瓣微量返流，主动脉弹性略减退。

诊断：消渴（气阴两虚夹瘀）

治法：益气养阴，活血化瘀

处置：消渴安汤，7剂水煎口服，日一剂，120毫升/次，分四次服用。六味地黄丸，8粒/次，日三次口服。血府逐瘀胶囊，6粒/次，日三次口服。嘱患者严格控制饮食，适量运动，并每天写记录饮食、运动情况的日记，便于医生了解病况，以便随时改进治疗方案。全方五脏同治，补而不滞，瘀除而不伤正。配合中成药六味地黄丸、血府逐瘀胶囊口服，共奏益气养阴、解毒通络之功。本病是患者平素饮食不节，过食油腻，而引发的，故在用药物治疗的同时，嘱患者严格控制饮食，合理运动并控制体重。

7日后，查空腹血糖10.10 mmol/L，餐后2小时血糖18.80 mmol/L，舌质紫暗，有瘀点，脉弦而涩。予上方加桃仁10克，红花10克，14剂，同时胰岛素的用量不变。嘱患者劳逸结合，注意饮食。

半月余，查空腹血糖6.00 mmol/L，餐后2小时血糖16.80 mmol/L，舌质紫暗，脉弦。效不更方，故仍予上方14剂，同时胰岛素用量不变。嘱患者劳逸结合，注意饮食。

半月过后，患者查空腹血糖4.50 mmol/L，口渴、多尿症状减轻，但胸腹胀满，纳少，予上方去桃仁、红花，加佩兰10克，厚朴10克，予7剂。同时患者自述自行减少胰岛素用量，现早20 u，晚22u。嘱患者劳逸结合，注意饮食。

一周后，空腹血糖为4.50 mmol/L，餐后2小时血糖11.80 mmol/L，口渴、多尿诸症进一步减轻，胸腹胀满、纳少亦得到缓解，但患者因外感风寒感冒，故上方去佩兰、厚朴，加柴胡10克，予7剂，并予紫河车粉200克，每日三次，每次2克，温水冲服。同时患者自述自行减少胰岛素用量，现早20 u，晚18 u。嘱患者劳逸结合，注意饮食。

再诊时，查空腹血糖为5.60 mmol/L，餐后2小时血糖8.90 mmol/L，感冒已痊愈，口渴、多尿诸症亦进一步减轻，故上方去柴胡5克，7剂。胰岛素用量为早20 u，晚18 u。嘱患者劳逸结合，注意饮食。

最后一次就诊时患者空腹血糖为5.00 mmol/L，餐后2小时血糖7.90 mmol/L，糖化血红蛋白4.6%，患者无明显不适症状，舌质红，苔薄白，脉沉缓。仍予上方7剂，3剂水煎口服，4剂研面，每日两次，一次2克，温水冲服。嘱患者严守"一则八法"，坚持自测空腹血糖及餐后2小时血糖，有变化及时就诊。

按语：通过以上15个典型医案实录，我们想强调的是在治病过程中"医为标、患为本"的重要性。这些患者中，其实更多的是患上一种"生活方式病"，就是说患者自己没有注意"吃喝拉撒睡动情"等方面，所以导致患病。患者要意识到，医生的治疗只是起到一个指导作用，关键还是自己平时注意保持正确、规律的生活方式。大家都知道天气突然转凉，有的人感冒，有的人没事，这就说明了人的体质是不一样的，只要"正气存内，邪不可干"。患者平时按照"一则八法"，坚持写日记，观察"吃喝拉撒睡动情"七个方面的异常情况，就能找出原因，如果及时改正，且在医生的指导下，使自己成为"半个医生"，最终一定会战胜糖尿病。

六、消渴停用口服降糖药

1.组方 本方仍是在消渴安汤的基础上，辨证施治，酌情加减。

2.来源 临床中真正具有典型"三多一少"症状的消渴患者并不多见，临床中多见的是气阴两虚夹瘀、脾虚湿盛、肝郁气滞、痰热内壅、血脉瘀滞、胃脘积热、痰瘀互结、寒热错杂、毒邪阻络等，这说明了消渴的病位在散膏而波及膜原致病。根据患者的特点，灵活变化，注重辨证论治，在中药治疗基础上，逐渐从应用口服降糖西药到停用西药，使患者机体处于阴阳相对平衡状态，使各项指标正常，达到临床治愈。

3.方解 虽与消渴安汤法同，但更注重中医的辨证。临床中，要善于抓住疾病的根本原因，也是所谓的核心，先处理主要矛盾，再酌情选药配伍，齐力攻击次要矛盾，君臣同力，强己之"盾"，削邪之"矛"，方能燥润、阴补、人安。

4.治病治本实录

周某，男，汉族，28岁，2008年8月9日初诊。

主诉：发现血糖升高1年，加重20天。

现证：发现血糖升高1年，口服二甲双胍半年，多饮，体重下降7.5千克，气短，乏力，手足心热，睡眠欠佳，饮食尚可，二便尚可。舌质暗红，苔白，脉沉细。血压120/80 mmHg，空腹血糖15.09 mmol/L，餐后2

小时血糖19.36 mmol/L，糖化血红蛋白8.6%。某医院建议用胰岛素，本患坚决不同意，故来院就诊。该患未予系统控制饮食、正规运动治疗。

诊断：消渴（气阴两虚夹瘀）

治法：益气养阴，活血化瘀

处置：予消渴安汤7剂，水煎服，120毫升/次，每日四次温服，血府逐瘀胶囊3粒/次、丹参滴丸3粒/次，日三次，温水送服。并严守"一则八法"，严格控制饮食，指导其进行正规运动治疗。

再诊，查空腹血糖14.20 mmol/L，餐后2小时血糖18.60 mmol/L，糖化血清蛋白481.10 μmol/L，睡眠改善，周身疼痛减轻。上方连用7剂后复查空腹血糖13.70 mmol/L，餐后2小时血糖17.10 mmol/L。口渴、多饮症状减轻，血糖水平有所下降，但幅度不大。继续服用上方加厚朴、槟榔、草果，7剂。一周后，因工作劳累，饮食不规律，纳差，小腹胀，复查空腹血糖15.90 mmol/L，餐后2小时血糖19.36 mmol/L，上方加青皮10克，黄连加倍，连用7剂。再诊，查空腹血糖9.60 mmol/L，餐后2小时血糖11.36 mmol/L，无明显临床不适症状，效不更方。上方连用14剂，复查空腹血糖8.90 mmol/L，餐后2小时血糖10.36 mmol/L，患者自述乏力、气短明显。故新开处方：消渴安汤加黄芪50克，黄精50克，连服7剂，同时继续服用二甲双胍片。再诊时查空腹血糖7.36 mmol/L，餐后2小时血糖8.40 mmol/L，口干、多饮、手足心热仍较明显，上方加石斛15克，连服14剂。两周后，口干、多饮、手足心热明显缓解，自觉近日腰部冷痛，空腹血糖7.30 mmol/L，餐后2小时血糖8.00 mol/L，方加肉桂10克，连服14剂。再诊时，查空腹血糖6.40 mmol/L，餐后2小时血糖7.30 mol/L，口干、多饮、手足心热都明显缓解，仅偶有不适症状。上方加姜黄10克，因进食后时有嗳气，上方加焦三仙各30克，内金30克，上述方剂连服7剂。

再诊，查空腹血糖6.30 mmol/L，餐后2小时血糖7.80 mol/L，食积症状已基本消失，但大便已3日未通，故上方加大黄10克，去焦三仙、内金，连服7剂。后复查空腹血糖6.20 mmol/L，餐后2小时血糖7.80mol/L。大便已恢复正常，故上方去大黄，连服14剂。查空腹血糖6.20 mmol/L，餐后2小时血糖7.30mol/L，腰部冷痛、周身疼痛已不明显，仅偶有疼痛不适感，上方加石斛10克，连服7剂。复查空腹血糖6.20 mmol/L，餐后2小时血糖7.06 mmol/L，腰部冷痛、周身疼痛已不明显，故肉桂减量为5克，连服8剂。后查空腹血糖6.00 mmol/L，餐后2小时血糖7.00 mmol/L。固近1个半月血糖一直控制在6.20 mmol/L左右，效不更方，上方连服13剂，且二甲双胍片剂量调整为两日一片，口服。复查空腹血糖5.80 mmol/L，餐后2小时血糖7.00 mmol/L，此阶段患者血糖控制在5.60～5.90 mmol/L，餐后2小时血糖7.00 mmol/L。

2009年2月1日，查空腹血糖5.60 mmol/L，患者血糖控制尚可，餐后2小时血糖7.00 mmol/L，上述中药方剂连用20剂，同时停用二甲双胍片。复查空腹血糖5.70 mmol/L，餐后2小时血糖6.20 mmol/L，此阶段患者血糖控制在5.60～5.70 mmol/L，上方连用14剂。

服药14剂后，查空腹血糖5.40 mmol/L，餐后2小时血糖6.20 mmol/L，无明显不适感。予上述中药方剂连用4剂，每剂用两天，后复查空腹血糖5.50 mmol/L，餐后2小时血糖6.20 mmol/L。

2009年3月21日，查空腹血糖5.50 mmol/L，餐后2小时血糖6.00 mmol/L。因患者自2008年12月27日至今血糖控制理想且稳定，今日起予消渴安汤加黄精50克、诃子10克、金荞麦10克、芡实10克、车前子（包煎）10克、茯苓15克、泽泻5克，上述方剂连用7剂，同时予藿香正气水口服。药后复查空腹血糖5.80 mmol/L，餐后2小时血糖7.00 mmol/L，糖化血红蛋白4.3%，糖化血清蛋白200μmol/L，患者无不适感。予上方14剂，7剂汤剂，日两次，早晚分服，每剂两天；7剂研面，3克/次，日两次口服。随访半年，患者各项理化检查正常，无不适感。嘱患者严守"一则八法"，坚持自测空腹血糖及餐后2小时血糖，有变化及时就诊。

七、消渴减用或停用胰岛素

1.组方 消渴安汤加六味地黄丸

2.来源 六味地黄丸，是补肾名方。这一称谓来自钱乙所著的《小儿药证直诀》，六味地黄丸由熟地黄、山茱萸、山药、泽泻、丹皮、茯苓这六味中药组成。而最早是"八味地黄丸"，见于张仲景的《金匮要略》。后来，宋代名医、儿科专家钱乙把八味地黄丸里面的附子和桂枝这种温补的药物去掉了，变成了现在的六味地黄丸，并用它来治疗小儿先天不足、发育迟缓等病症。

而明代中医有一派非常推崇"肾"的作用，认为肾是人的"先天之本"，很多名医倡导补肾，比如明代名医薛己最善补肾，他就主张，肾阴虚用六味地黄丸，肾阳虚用八味地黄丸。薛己的理论为许多后世医家认可，他们倡导的补肾观点对后世的影响非常大。

方药的组成来源于现代的药理研究，有人用随机对照开放试验方法，以加减六味地黄丸治疗2型糖尿病30例，另设15例以达美康治疗做对照。结果显示在改善症状方面加减六味地黄丸明显优于达美康，加减六味地黄丸还有降低胆固醇、三酰甘油的作用。

3.方解 中医认为肾藏有"先天之精"，为脏腑阴阳之本，生命之源，故称为"先天之本"。方中用熟地黄滋阴补肾、填精生髓，为方中的君药。山茱萸滋养肝肾并能涩精，怀山药补脾益气而固精，二者同为臣药。三味药相配，共同发挥补益肝、脾、肾的作用，效力全面，且以补肾阴为主，补其不足，可治病治本。泽泻泄肾利湿，并可防止熟地黄过于滋腻；丹皮能够清泻肝火，同时可以制约山茱萸的收敛作用；茯苓淡渗脾湿，帮助怀山药健运脾胃。这三味药物为泻药，泻湿浊，平其偏盛，为佐药，是为治标。三补三泻，标本同治。

4.治病治本实录

实录一　李某，女，51岁，2001年7月16日初诊。

主诉：口干渴、多饮、多食易饥2年。

现证：口干渴、多饮、多食易饥，多汗，大便干，两到三日一行，小便频，夜尿4～5次，舌质红，苔黄，脉弦数。查空腹血糖9.20 mmol/L，餐后2小时血糖17.70 mmol/L，糖化血红蛋白8.6%。1999年身体突然水肿无尿，诊断为急性肾功能衰竭而住院，其间查血糖较高（具体不详），诊断为2型糖尿病，予糖适平等治疗。2000年6月因脑梗死，糖尿病治疗上改用胰岛素（诺和灵30R，早26 u，晚18 u，餐前30分钟皮下注射），但血糖控制不理想，故来院就诊。该患为中年女性，以口干多饮，多食易饥，多汗，大便干，小便频为主证，是典型的消渴热盛阴亏证，据《黄帝内经》"热者寒之""燥者润之""虚则补之"原则，遵循陶弘景《补辑肘后方》治疗消渴，用药以清郁热和滋阴为主的治法。

诊断：消渴（阴亏燥热）

治法：滋阴清热，益气养阴

处置：嘱患者严守"一则八法"，严守糖尿病患者控制饮食、运动疗法规定，予消渴安汤加大黄（后下）5克，水煎服，日一剂，水煎取汁400毫升，日四次分服。六味地黄丸（8粒/次，日三次，口服），银杏叶片（19.2毫克/次，日三次，口服）。胰岛素治疗方案不变。方中生地黄、知母，清润肺胃之热，滋润肝肾之阴，共为君药。黄连、地骨皮、玉竹，清心除烦，入阴退虚火，增强生津止渴之功，共为臣药。人参、丹参为佐使，人参补气养阴保脾胃，防苦寒伤阴，加之丹参清血热，除烦满，祛瘀生新。因辨证准确，效如桴鼓。

服药14剂后，患者仍述大便干结，舌质红，苔黄，脉弦滑。空腹血糖波动在7.60～8.20 mmol/L，餐后2小时血糖11.70 mmol/L，胰岛素调整为早18 u，晚10 u。上方加麦冬10克，玄参10克。

7剂药后，大便正常，夜尿一到两次，舌质红，苔黄，脉弦。空腹血糖波动在6.40～7.30 mmol/L，餐后2小时血糖11.70 mmol/L，胰岛素调整为早10 u，晚5 u。此方连服20剂后，患者仅有乏力、汗多症状，舌质红，苔薄白，脉细数。患者自述近半个月经常出现低血糖反应，故自行停用胰岛素。上方去大黄，加黄芪50克，人参改为10克。上药服14剂后，饮食睡眠良好，二便正常，舌质红，苔薄白，脉弦。空腹血糖波动在6.00～6.70 mmol/L，餐后2小时血糖7.70 mmol/L，糖化血红蛋白5.6%，上方研面冲服（每次3克，日三次，温开水冲服）。嘱患者严守"一则八法"，自测空腹血糖及餐后2小时血糖，有变化及时就诊。

随访自2001年9月至2002年5月，嘱其自行监测血糖，逐渐减少研面中药的剂量，血糖控制较好；2002年5月自行停药，至今每半年测一次血糖，均正常，无不适。

实录二 刘某，女，56岁，2009年7月24日初诊。

主诉：口渴多饮、多食易饥3年，加重1年。

现证：口渴多饮，多食易饥，便干，3日一行，小便短黄，心烦，眠差，怕热，乏力，舌质暗红，边有瘀斑，苔黄，脉弦细。尿常规正常，空腹血糖为16.90 mmol/L，诊断为2型糖尿病，口服孚来迪（瑞格列奈片）等多种降糖药，血糖仍较高，尿糖（3+），故改用胰岛素治疗，血糖波动较大。现胰岛素用量：诺和灵30R，早24 u，晚14 u，餐前皮注。当日空腹血糖24.10 mmol/L，餐后2小时血糖27.60 mmol/L，糖化血红蛋白12.6%。确诊为胰岛素抵抗，时刻注意酮症酸中毒。

叶天士《临证指南医案·消渴》"心境愁郁，内火自燃，乃消证大病。"此患为中年女性，形体偏瘦，平素易怒，心烦，为肝郁之人，肝火内郁不舒，化热化燥，煎伤阴液，肝不疏泄则气不行血，血不畅行。诊病时抓住病人特点，因病起于情志，如张子和《儒门事亲·三消之说当从火断》"消渴一证，如果不减嗜欲，或不节喜怒，病虽一时治愈，终必复作。"故在辨证处方的基础上加入交通心肾、疏肝解郁之品，同时注重心理疏导，令其"信医。"

诊断：消渴（阴虚燥热兼气虚血瘀）

治法：滋阴清热，益气养阴，活血通络

处置：嘱患者严守"一则八法"，严守糖尿病饮食、运动疗法规定。继续用胰岛素前量注射，另予消渴安汤加槟花10克、黄精50克、金银花20克、连翘10克，7剂水煎服。六味地黄水丸（18粒/次，三次/日，口服）。

药后，上述症状明显好转，舌质暗红，边有瘀斑，苔薄白，脉弦缓。空腹血糖13.80 mmol/L，餐后2小时血糖17.00 mmol/L。上方加红花10克，桃仁10克，水煎服。调整胰岛素用量至早22u，晚12u。

一个月后，患者无不适，舌质隐青，苔薄白，脉弦。空腹血糖7.40 mmol/L，餐后2小时血糖9.90 mmol/L。上方加草果10克，槟榔10克，水煎服。调整胰岛素至早18u，晚8u。

再诊时，患者状态较佳，但常心烦不解，舌质隐青，苔薄白，脉弦细。空腹血糖5.80 mmol/L，餐后2小时血糖8.10 mmol/L，糖化血红蛋白6.0%。上方加阿胶10克。调整胰岛素用量为早16u，晚6u。

治疗2个月，该患积极配合医生，症状明显好转，血糖降低，胰岛素减量，心情舒畅。嘱患者严守"一则八法"，坚持自测空腹血糖及餐后2小时血糖，有变化及时就诊。

实录三 朱某，女，12岁，2009年2月3日初诊。

主诉：口渴、便秘半年。

现证：2009年1月16日体检空腹血糖14.30 mmol/L，餐后2小时血糖17.80 mmol/L，遂到某院住院，查尿蛋白（2+），尿糖（2+），尿酮体（+），糖化血红蛋白13.0%，诊断为1型糖尿病，先予胰岛素泵强化治疗，后改为优泌林。为求中医治疗，来就诊。现口干渴多饮，大便干，怕热，多汗，饮食、睡眠尚可，舌红，苔黄干，脉弦细。近日胰岛素为重组人胰岛素注射液，早9u，中7u，晚6u，餐时皮注；甘精胰岛素注射液8u，晚10u皮注，现尿蛋白（±），空腹血糖6.20mmol/L。

诊断：消渴肾病（肺胃热盛）

治法：滋阴清热，解毒、通络、导邪，兼顾肺胃

处置：嘱患者严守"一则八法"，严守消渴饮食、运动疗法，用药如下：①予消渴安汤加土茯苓50克、覆盆子10克、白蔻仁10克、僵蚕15克、蝉蜕10克、大黄（后下）5克、槟榔10克、厚朴10克、草果10克，水煎服（日一剂，水煎取汁480毫升，日四次分服）。②六味地黄丸（日三次，4粒/次，口服）。③金水宝胶囊（0.99克/次，日三次，口服）。该患为12岁儿童，诊断为1型糖尿病，应用胰岛素治疗，血糖控制尚可，但临床症状较多，同时想停用胰岛素，故来中医治疗。儿童患病，多责之本虚，如《灵枢·五变》"五脏皆柔弱者，善病消瘅。"该患身体偏瘦，家族无糖尿病史，但嗜食饮料。金代刘完素治消渴"补肾水阴寒之虚而泻心火阳热之实，除肠胃燥热之甚，济身中津液之衰，使通路散而不结，津液生而不枯，气血利而不涩，则病日已矣"。因此处方以清热泻火，养阴增液为主，兼以六味地黄丸、金水宝补肾，同时嘱科学饮食。

服药10天后，患者大便仍干硬，两日一行，舌红，苔微黄，脉弦滑。尿常规正常。胰岛素早7u，晚5u，长效4u，空腹血糖波动在5.50~6.40mmol/L，餐后2小时血糖7.20mmol/L。上方加桃仁5克，肉苁蓉10克。7剂后，患者自述大便尚可，舌红，苔黄，脉弦细。尿常规正常，空腹胰岛素水平10.67IU/ml，空腹C肽水平0.496IU/ml，胰岛素早4u，晚2u，长效2u，空腹血糖波动在4.70~5.90mmol/L，餐后2小时血糖7.20mmol/L。上方去土茯苓、覆盆子、白蔻仁，加丹参10克。

3月下旬，患者大便通畅，日一次，偶多汗、乏力，舌红，少苔，脉细数。胰岛素早1u，晚1u，长效1u，空腹血糖在3.70~5.30mmol/L

波动，餐后2小时血糖6.20 mmol/L。上方去大黄、桃仁、肉苁蓉，加人参10克。

第五次就诊时，患者无明显不适，舌淡红，苔薄白，脉细数。自行停用胰岛素，空腹血糖波动在4.80～5.50 mmol/L，餐后2小时血糖6.20 mmol/L。空腹胰岛素10.47IU/ml，空腹C肽0.537IU/ml。继续用以上方案治疗。

5月初，患者停用胰岛素近1个月，血糖控制良好，空腹血糖波动在4.60～5.60 mmol/L，餐后2小时血糖6.20 mmol/L，糖化血红蛋白5.8%，故将上方中药研面口服（1克/次，每日三次，温开水冲服）。

后继续中药研面冲服，查血糖、血胰岛素、C肽均正常。治疗三个月，随访至今，停用胰岛素，予中药研面口服，未复发。嘱患者严守"一则八法"，坚持自测空腹血糖及餐后2小时血糖，有变化及时就诊。

实录四 邵某，男，48岁，身高178厘米，体重75千克，2012年2月9日初诊。

主诉：口干、口苦10年。

现证：现用诺和灵胰岛素治疗，早28 u，晚20 u，餐前30分钟皮下注射。查空腹血糖15 mmol/L，餐后2小时血糖19 mmol/L，糖化血红蛋白11.5%。患者怕冷，口干苦，头痛眩晕，自汗，身倦乏力，腰膝酸痛，手足麻木，大便干，舌质暗红隐青，苔黄腻，脉弦细无力。患者嗜酒十年余。其因嗜食肥甘醇酒，肠胃内热，灼伤津液，发为消渴。且日久阴虚及气，气阴两虚致血行不畅，燥热不除则阴虚愈甚，形成复杂的阴虚燥热兼气虚血瘀之证。消渴，五脏虚损为始，在体质和外界因素的共同作用下，引起体内阴阳失衡，日久则阴虚、燥热、气虚、血瘀同时存在。

诊断：消渴（阴虚燥热兼血瘀）

治法：滋阴清热，活血化瘀

处置：嘱患者严守"一则八法"，严守糖尿病饮食、运动疗法。胰岛素原量注射。中药予消渴安汤加减7剂水煎服，日一剂，取汁120毫升，一日四次，早、午、晚餐后及睡前温服。中成药予六味地黄丸（8粒/次，三次/日，口服）、银杏叶片（一片/次，三次/日，口服）和血府逐瘀胶囊（4粒/次，三次/日，口服）。并嘱患者严格控制饮食，进行适量运动，记录每天的饮食及活动。

一周后，上述症状均有好转，大便仍干，舌质暗红，苔薄白，脉弦细。空腹血糖9.00 mmol/L，餐后2小时血糖17 mmol/L。继续服用上方21天后，患者无口渴多饮，大便正常，常自觉心烦，舌暗红，苔薄黄，脉弦涩。查空腹血糖8.20 mmol/L，餐后2小时血糖14.50 mmol/L。上方生地改为20克，肉苁蓉10克水煎服。10余日后，患者偶尔仍有饿感，舌红，苔薄白，脉弦细。查空腹血糖5.60 mmol/L，餐后2小时血糖10.80 mmol/L。胰岛素用量减至早20 u，晚20 u，皮下注射。

上方服用半月，患者复诊，诉诸症状明显好转，舌质红，苔白，脉缓和微弦。空腹血糖5.40 mmol/L，餐后2小时血糖10.80 mmol/L，糖化血红蛋白3.9%。上方10剂，5剂水煎服，5剂研面，日两次，温水冲服，一次2克，嘱患者严守"一则八法"，坚持自测空腹血糖及餐后2小时血糖，适寒温，调饮食，定期复查血糖，有变化随诊。

八、纯中药治疗消渴医案

1.组方 消渴安新加汤

2.来源 孙思邈《千金要方》将饮食疗法放在首位，开饮食治疗消渴先河："食能排邪而安脏腑，悦神爽志，以资气血……安身之本，必资于食，救急之速，必凭于药。不知食宜者，不足以存生……夫为医者，当须先洞晓病源，知其所犯，以食治之，食疗不愈，然后命药……治之愈否，属在病者，若能如方节慎，旬月可瘳，不自爱惜，死不旋踵。方中医药，实多有效，其如不慎者何？其所慎有三：一饮酒，二房室，三咸食及面。能慎此者，虽不服药而自可无他，不知此者，纵有金丹，亦不可救，深思慎之。"而我提出的"一则八法"，就是诊治消渴的管控有效机制，且中医要有用纯中药治疗消渴的信心，下列纯中药治疗消渴验案八则，仅供参考。

　　3.方解　本方由消渴安汤加黄精、葛根、厚朴、佩兰而成。本方证由于阴虚燥热、竭烁津液、阴损及阳、阻遏气机、血脉瘀阻所致。治宜清热生津，益气养阴，活血化瘀。方中生地味甘苦，性微寒，入心、肝、肾经，质润降泄，滋阴清热，甘寒生津，《本草汇言》"生地，为补肾要药，益阴上品，故凉血补血有功，血得补，则筋受荣，肾得之而骨强力壮。"知母味苦，性寒，入肺胃二经，上济肺胃，下滋肾水，清燥热，《神农本草经》"主消渴热中，除邪气肢体水肿，下水，补不足，益气。"上二药清润肺肾，润燥泻火，为君药。方中葛根味甘、辛，性凉，归脾、胃经，止渴，生津，《医学启原》"除脾胃虚热而渴。"地骨皮味甘，性寒，归肺、肝、肾经，清热，退蒸，《本草求真》"入肺降火，入神凉血。""甘淡微寒，补阴退热。"玉竹味甘，微寒，归肺、胃经，清肺润胃，生津止渴，《日华子本草》"除烦闷，止渴，润心肺，补五劳七伤，虚损，腰脚疼痛，天行热狂。"黄连味苦入脾、胃经，清心泻火，《药类法象》"泻心火，除脾胃中湿热。"上四药，入阴退火，共为臣药。方中黄芪味甘，性温，归肺、脾经，益气升阳，《本草纲目》"补三焦，实卫气。"《药品化义》"主健脾，故内伤气虚，少用以佐人参，使补中益气，治脾虚泄泻，疟痢日久……主补肺，故表疏卫虚，多用以君人参，使敛汗固表，治自汗盗汗。"黄精味甘，性平，归脾、肺、肾经，滋肾润肺，补脾益气，《本草便读》"黄精，为滋腻之品，久服令人不饥……此药味甘如饴，性平质润，为补养脾阴之正品。"枸杞子味甘，性平，归肝、肾经，滋肾润肺，《本草通玄》"补肾益精，水旺则骨强，而消渴、目昏、腰疼膝痛无不愈矣。"佩兰味辛，性平，归脾、胃、肺经，化湿，《翟公炮炙论》"生血，调气与荣。"厚朴味苦、辛，性温，入脾、胃、肺经，燥湿，行气，《神农本草经》"谓温中益气者是也。"丹参味苦，微寒，归心、肝经，清血热，通经络，祛瘀生新，《云南中草药选》"活血散瘀。"生晒参味甘、微苦，性平，归脾、肺、心经，大补元气，补脾益肺，生津止渴。李杲曰："人参甘温，能补肺中元气，肺气旺则四脏之气皆旺，精自生而形自盛，肺主诸气故也。"此为静药中的一味动药，能领诸药贯通气血，有避免滋阴润燥之品的凉遏弊端。上七药，气阴两补，平而不峻，补而不滞，滋而不腻，共为佐药。综观全方，动静结合，刚柔并济，三消同治，共奏清热生津、益气养阴、活血化瘀之功。

4.治病治本实录

实录一 张某，男，50岁，身高175厘米，体重76千克，2017年1月10日初诊。

主诉：发现血糖升高2年余。

现证：2年前无明显诱因出现血糖升高，空腹血糖达22 mmol/L，其间未用药物治疗，未坚持饮食、运动治疗。现在口干渴，眼睛干涩，视物模糊，双眼睑水肿，足跟痛，纳可，夜尿两次，大便可，血压146/110 mmHg，舌质暗红，苔薄白，有齿痕，脉弦细。既往高血压病10年，现服用苯磺酸氨氯地平片降血压；胆囊结石，脂肪肝，前列腺炎。查空腹血糖20.10 mmol/L，糖化血清蛋白412.6 μmol/L，肝功、肾功未见明显异常。现来诊以求中医药系统诊疗。

诊断：消渴（气阴两虚证）

治法：滋阴清热，益气养阴，活血化瘀

处置：生地15克，知母15克，枸杞子30克，玉竹20克，黄连10克，地骨皮20克，生晒参10克（包煎），黄芪50克，黄精50克，丹参10克，葛根20克，佩兰10克，厚朴10克。上方6剂，水煎服，120毫升/次，日三次，三餐后20分钟温服，日一剂。另予血府逐瘀胶囊4粒/次，日三次口服；复方丹参滴丸10粒/次，日三次口服；银杏叶片一片/次，日三次口服。并嘱患者严格遵守"一则八法"管控守则。

1月17日二诊，患者查空腹血糖14.5 mmol/L，餐后2小时血糖18.46 mmol/L，糖化血清蛋白389.8 μmol/L。口干渴症状缓解，住院治疗，上方连用15剂后查空腹血糖8.94 mmol/L，餐后2小时血糖11.77 mmol/L，糖化血清蛋白368.8 μmol/L。舌质暗红，苔薄白，脉沉细。眼睛干涩症状好转，近日乏力、口苦，上方加黄芩10克，水煎服6剂。紫河车粉3克/次，日三次，温水冲服。余照前方服。

2月4日三诊，查空腹血糖6.83 mmol/L，餐后2小时血糖6.4 mmol/L，糖化血清蛋白283.2 μmol/L。双眼睑水肿症状消失，舌质红暗，苔薄白，脉沉细无力。效不更方，8剂水煎服。余照前方服。

2月14日四诊，舌质红，苔薄白，脉沉细，查空腹血糖5.8 mmol/L，餐后2小时血糖5.9 mmol/L，糖化血清蛋白248.7 μmol/L，查肝功、肾功未见明显异常。无明显临床不适感，上方6剂，3剂水煎服，日三次分服；余3剂研面，加紫河车300克，混合炒香，密闭封存，3克/次，日三次。嘱患者每周两天定时监测空腹、餐后2小时血糖，有变化随诊，定期复诊。随访三个月，患者空腹血糖、餐后2小时血糖、糖化血清蛋白均正常。

实录二　王某，男，29岁，身高180厘米，体重90千克，2016年4月9日初诊。

主诉：发现血糖升高2年，加重15天。

现证：两年前发现血糖升高，在当地诊所口服中药后恢复正常，其间未坚持饮食、运动治疗。近半月发现空腹血糖升高，现口干渴乏力、怕热，手足麻木，耳鸣，眠差，尿中有泡沫，大便正常，1个月消瘦5千克，舌质暗，苔薄白，脉沉细无力。既往有饮酒史，现偶有饮酒。查肝功、肾功未见明显异常，空腹血糖9.2 mmol/L，餐后2小时血糖18 mmol/L，糖化血清蛋白397.8μmol/L，血压130/86mmHg。

诊断：消渴（气阴两虚证）

治法：滋阴清热，益气养阴，活血化瘀

处置：生地15克，知母15克，枸杞子30克，玉竹20克，黄连10克，地骨皮20克，生晒参10克（包煎），黄芪50克，黄精50克，丹参10克，葛根20克，佩兰10克，厚朴10克。上方6剂水煎服，120毫升/次，日三次，饭后20分钟温服，日一剂。另予血府逐瘀胶囊4粒/次，日三次口服；复方丹参滴丸10粒/次，日三次口服。并嘱患者严格遵守"一则八法"管控守则。

4月15日复诊查空腹血糖7.3mmol/L，餐后2小时血糖8.9mmol/L，糖化血清蛋白323.7μmol/L，舌质暗，苔薄白，脉沉细。口干渴、怕热症状明显好转，手足麻木略减轻，尚有乏力症状，予上方水煎服6剂。紫河车粉3克/次，日三次，温水冲服。余照前方服。

4月22日复诊查空腹血糖5.9mmol/L，餐后2小时血糖7.8mmol/L，糖化血清蛋白296.5μmol/L，舌质暗红，苔薄白，脉沉细无力。手足麻木、发凉症状明显，眠略差，上方加桃仁10克、红花10克、首乌藤10克，水煎服12剂。余照前方服。

5月7日复诊查空腹血糖5.6mmol/L，餐后2小时血糖7.8mmol/L，糖化血清蛋白274.2μmol/L，舌质红，苔薄白，脉沉细。手足麻木、眠差症状明显改善，上方去桃仁、红花、首乌藤，水煎服6剂。余照前方服。

5月14日复诊查空腹血糖5.3mmol/L，餐后2小时血糖7.4mmol/L，糖化血清蛋白256.8μmol/L，舌质红，苔薄白，脉沉细。查肝功、肾功无明显异常，无明显临床不适感。上方6剂，3剂水煎服，日三次分服；余3剂研面，加紫河车300克，混合炒香，密闭封存，3克/次，日三次。嘱患者每周两天定时监测空腹、餐后2小时血糖，有变化随诊，定期复诊。

2017年11月7日复诊，在最近3个月中，患者未坚持"一则八法"的有效管控机制，血糖升高，口干渴、乏力症状再次出现，于今日门诊就诊。查空腹血糖14.1 mmol/L，餐后2小时血糖28.7 mmol/L，糖化血清蛋白456.9μmol/L，查肝功、肾功未见明显异常。患者自诉夜间有盗汗症状，予前方加地骨皮10克、青蒿10克，6剂水煎服，120毫升/次，日三次，饭后20分钟温服，日一剂。另予血府逐瘀胶囊4粒/次，日三次口服；复方丹参滴丸10粒/次，日三次口服。并嘱患者严格遵守"一则八法"管控守则。

2017年11月16日复诊，查空腹血糖11.7 mmol/L，餐后2小时血糖19.2 mmol/L，糖化血清蛋白427.5μmol/L，乏力、盗汗症状减轻，上方去地骨皮、青蒿，6剂水煎服。余照前方服。

2017年11月23日复诊，查空腹血糖9.0 mmol/L，餐后2小时血糖10.2 mmol/L，糖化血清蛋白347.6μmol/L，患者自诉眠差，难以入睡，记忆力减退，心悸。予方：①前方6剂；②生地10克、麦冬20克、五味子15克、栝楼10克、薤白10克、黄连10克、阿胶10克（冲服）、丹参10克、黑芝麻10克、延胡索20克、郁金10克、白芍20克、甘草5克，6剂；①与②交替口服，日一剂水煎服。另予紫河车粉3克/次，日三次温水冲服。余照前方服。

2017年12月7日复诊，查空腹血糖7.1 mmol/L，餐后2小时血糖9.8 mmol/L，糖化血清蛋白287.6μmol/L。睡眠可，心悸症状明显减轻，手脚麻木。另予方：生地15克，知母15克，枸杞子30克，玉竹20克，黄连10克，地骨皮20克，生晒参10克（包煎），黄芪50克，黄精50克，丹参10克，葛根20克，佩兰10克，厚朴10克，桃仁10克，红花10克。12剂水煎服，日一剂。余照前方服。

2017年12月28日复诊，查空腹血糖6.1 mmol/L，餐后2小时血糖7.1 mmol/L，糖化血清蛋白238.4μmol/L，肝功、肾功无明显异常，无明显临床不适感。上方6剂，3剂水煎服，日三次分服；余3剂研面，加紫河车300克，混合炒香，密闭封存，3克/次，日三次。嘱患者每周两天定时监测空腹、餐后2小时血糖，有变化随诊，定期复诊。

实录三 王某，男，31岁，身高178厘米，体重77千克，2017年6月24日初诊。

主诉：体检发现血糖升高10天。

现证：10天前，因体检发现空腹血糖16.65 mmol/L，未用药物治疗，今日为求中医药治疗来我院门诊就诊。现口干、多饮、心悸，近4个月消瘦15千克，纳可，眠可，小便可，大便稀，舌质红，苔薄白，脉沉细。今查空腹血糖9.7 mmol/L，餐后2小时血糖18.9 mmol/L，糖化血清蛋白439.4 μmol/L，肝功、肾功未见明显异常，查心电图：心动过缓。

诊断：消渴（气阴两虚证），迟脉证

处置：①生地15克，知母15克，枸杞子30克，玉竹20克，黄连10克，地骨皮20克，生晒参10克（包煎），黄芪50克，黄精50克，丹参10克，葛根20克，佩兰10克，厚朴10克。②生地10克，麦冬20克，五味子15克，栝楼10克，薤白10克，黄连10克，阿胶10克（冲服），丹参10克，黑芝麻10克，延胡索20克，郁金10克，白芍20克，甘草5克。方①与方②各6剂，交替口服12天，日一剂，120毫升/次，日三次，饭后20分钟温服。另予血府逐瘀胶囊4粒/次，日三次口服；复方丹参滴丸10粒/次，日三次口服；银杏叶片一片/次，日三次口服。并嘱患者严格遵守"一则八法"管控守则。

2017年7月8日复诊，查空腹血糖8.8 mmol/L，餐后2小时血糖7.1 mmol/L，糖化血清蛋白326.3 μmol/L，舌质红，苔薄白，脉沉细无力。口干渴、心悸症状明显减轻，上方各6剂，交替口服12天，日一剂，120毫升/次，日三次，饭后20分钟温服。余照前方服。

2017年8月5日复诊，查空腹血糖6.1 mmol/L，餐后2小时血糖6.4 mmol/L，糖化血清蛋白240.4 μmol/L，舌质红，苔薄白，脉沉细，肝功、肾功未见明显异常。改方为：生地15克，知母15克，枸杞子30克，玉竹20克，黄连10克，地骨皮20克，生晒参10克（包煎），黄芪50克，黄精50克，丹参10克，葛根20克，佩兰10克，厚朴10克。6剂，3剂水煎服，日三次分服；余3剂研面，加紫河车300克，混合炒香，密闭封存，3克/次，日三次。嘱患者每周两天定时监测空腹、餐后2小时血糖，有变化随诊，定期复诊。随访三个月，患者空腹血糖、餐后2小时血糖、糖化血清蛋白均正常。

实录四 陈某，男，33岁，身高175厘米，体重71千克，2016年6月25日初诊。

主诉：口干渴2年余。

现证：口干渴，乏力，双目干涩，气短不舒，易汗出，畏热，偶觉右上肢麻木，眠差，二便尚可，舌质红、苔少，舌下络脉迂曲，脉沉细无力。未接受其他降糖治疗，血压135/88 mmHg，随机血糖7.5 mmol/L，糖化血清蛋白312.6 μmol/L，肝功、肾功未见明显异常。

诊断：消渴（气阴两虚证）

治法：滋阴清热，益气养阴，活血化瘀

处置：生地15克，知母15克，枸杞子30克，玉竹20克，黄连10克，地骨皮20克，生晒参10克（包煎），黄芪50克，黄精50克，丹参10克，葛根20克，佩兰10克，厚朴10克。上方6剂水煎服，120毫升/次，日三次饭后20分钟温服。另予血府逐瘀胶囊4粒/次，日三次口服；复方丹参滴丸10粒/次，日三次口服。并嘱患者严格遵守"一则八法"管控守则。

两周后，复诊查空腹血糖7.5 mmol/L，餐后2小时血糖8.3 mmol/L，糖化血清蛋白298.3 μmol/L，双目干涩，睡眠好转。后经40天综合治疗，8月18日复诊查空腹血糖5.0 mmol/L，餐后2小时血糖7.5 mmol/L，糖化血清蛋白225.6 μmol/L，血压118/80 mmHg。口干渴、乏力较前有很大改善，舌质淡红，苔白，舌下络脉迂曲明显改善，脉沉细，无明显临床不适感。上方6剂，3剂水煎服，日三次分服；余3剂研面，加紫河车300克，混合炒香，密闭封存，3克/次，日三次。嘱患者每周两天监测空腹、餐后2小时血糖，有变化随诊，定期复诊。随访三个月，血糖一直控制较好，上述症状未见反复。

实录五 陈某，女，52岁，身高153厘米，体重51千克，2017年12月30日初诊

主诉：发现血糖升高半年。

现证：渴不欲饮，乏力，气短，纳可，眠差，梦多，小便频，夜尿2~3次，大便可，舌质红，苔薄，脉沉细。查血压126/70 mmHg，空腹血糖7.1 mmol/L，餐后2小时血糖8.4 mmol/L，糖化血清蛋白340.6μmol/L，肝功、肾功未见明显异常。

诊断：消渴（气阴两虚证）

治法：滋阴清热，益气养阴，活血化瘀

处置：生地15克，知母15克，枸杞子30克，玉竹20克，黄连10克，地骨皮20克，生晒参10克（包煎），黄芪50克，黄精50克，丹参10克，葛根20克，佩兰10克，厚朴10克。上方水煎服，120毫升/次，日三次，饭后20分钟温服。另予血府逐瘀胶囊4粒/次，日三次，口服；复方丹参滴丸10粒/次，日三次，口服。并嘱患者严格遵守"一则八法"管控守则。

上方服用18剂后，2018年1月27日复诊，查空腹血糖6.1 mmol/L，餐后2小时血糖5.1 mmol/L，糖化血清蛋白274.8μmol/L，临床不适症状消失，舌质红，苔薄白，脉沉细。上方6剂，3剂水煎服；3剂研面加300克紫河车粉，炒香封存，3克/次，日三次，冲服。余照前方服。嘱患者每周两天定时监测血糖，若血糖控制尚可，每月复诊一次，不适随诊。

实录六 王某女，47岁，身高160厘米，体重55千克，2018年1月2日初诊。

主诉：发现血糖升高3年余。

现证：患者于3年前体检发现血糖升高，空腹血糖16 mmol/L，诊断为2型糖尿病，后自行口服降糖药物3月余，后自行停药，其间未检测血糖，未坚持饮食、运动疗法。现乏力，口干，渴不欲饮，口苦，咽干，眼睛干涩，怕冷，心慌，气短，纳差，眠可，小便可，大便不成形，舌质红绛，苔厚，脉弦细。既往患有甲状腺功能亢进症。查血压130/70 mmHg，随机血糖9.2 mmol/L，糖化血清蛋白385.9 μmol/L，肝功、肾功未见明显异常。

诊断：消渴（气阴两伤证）

治法：滋阴清热，益气养阴，活血化瘀

处置：生地15克，知母15克，枸杞子30克，玉竹20克，黄连10克，地骨皮20克，生晒参10克（包煎），黄芪50克，黄精50克，丹参10克，葛根20克，佩兰10克，厚朴10克。上方6剂水煎服，120毫升/次，日三次饭后20分钟温服。另予血府逐瘀胶囊4粒/次，日三次，口服；复方丹参滴丸10粒/次，日三次，口服；紫河车粉3克/次，日三次，口服；西洋参5克，加去皮生姜3片，泡水代茶饮，1.3升/天。并嘱患者严格遵守"一则八法"管控守则。

2018年1月9日复诊，乏力、口干渴症状减轻，心慌、气短缓解，夜寐差，多梦，查空腹血糖8.3 mmol/L，餐后2小时血糖10.2 mmol/L，糖化血清蛋白374.3 μmol/L，舌质暗，苔薄白，隐青，脉沉细而数。上方加夜交藤10克、柏子仁10克，12剂，日一剂，120毫升/次，日三次，饭后20分钟温服。余照前方服。

2018年1月23日复诊，查空腹血糖7.6 mmol/L，餐后2小时血糖6.3 mmol/L，糖化血清蛋白316.6 μmol/L，眠差、多梦症状缓解，舌质红，苔薄白，脉沉细。上方去夜交藤10克、柏子仁10克，6剂，日一剂，120毫升/次，日三次，饭后20分钟温服。余照前方服。

2018年1月30日复诊，无不适感，查空腹血糖5.6 mmol/L，餐后2小时血糖6.3 mmol/L，糖化血清蛋白256.6μmol/L，肝功、肾功未见明显异常。舌质红，苔薄白，脉弦细。上方6剂，3剂水煎服；3剂研面加300克紫河车粉，炒香封存，3克/次，日三次，冲服。余照前方服。嘱患者每周两天定时监测血糖，若血糖控制尚可，每月复诊一次。

实录七 钱某，女，22岁，身高169厘米，体重92千克，2018年1月6日初诊。

主诉：发现血糖升高1年余。

现证：头痛，口干，胸痛，怕热，偶有尿频，月经延后一周左右，有血块，大便不成形，日一次，既往有多囊卵巢综合征与高血压。查血压130/100 mmHg，胆固醇6.68 mmol/L，三酰甘油6.94 mmol/L，肌酐40μmol/L，尿素氮3.7 mmol/L，尿酸350μmol/L，空腹血糖14.71 mmol/L，糖化血清蛋白485.9μmol/L。

诊断：消渴（气阴两伤证），高脂血症，高血压

治法：滋阴清热，益气养阴，活血化瘀。

处置：生地15克，知母15克，枸杞子30克，玉竹20克，黄连10克，地骨皮20克，生晒参10克（包煎），黄芪50克，黄精50克，丹参10克，葛根20克，佩兰10克，厚朴10克。上方6剂，水煎服，120毫升/次，日三次，饭后20分钟温服。另予血府逐瘀胶囊4粒/次，日三次，口服；复方丹参滴丸10粒/次，日三次，口服；西洋参5克，加去皮生姜3片，泡水代茶饮，1.3升/天。并嘱患者严格遵守"一则八法"管控守则。

2018年1月13日复诊，口干、怕热症状明显好转，查空腹血糖6.8 mmol/L，糖化血清蛋白395.6μmol/L，肌酐40μmol/L，尿素氮2.6 mmol/L，尿酸350μmol/L。舌质红，苔薄白，脉沉细数。效不更方，12剂水煎服。余照前方服。

2018年1月25日复诊，夜寐差，多梦，夜尿一次，大便不成形，日2~3次，舌质红，苔薄白，脉沉细数。查空腹血糖7.0 mmol/L，餐后2小

时血糖6.8 mmol/L，糖化血清蛋白315.2μmol/L。上方加首乌藤10克、柏子仁10克、炒酸枣仁10克，6剂水煎服。余照前方服。

2018年2月1日复诊，睡眠改善，舌尖红，质红，苔薄，脉沉细。查空腹血糖4.6 mmol/L，餐后2小时血糖8.1 mmol/L，糖化血清蛋白298.4μmol/L。月经第6天，且月经延后20天。上方去首乌藤、柏子仁、炒酸枣仁，加桃仁10克、红花10克，12剂，水煎服。余照前方服。

2018年2月14日复诊，无明显不适感，舌质红，苔薄白，脉沉细无力。查空腹血糖5.5 mmol/L，餐后2小时血糖6.4 mmol/L，糖化血清蛋白245.6μmol/L，血压120/70 mmHg，肝功、肾功未见明显异常。上方去桃仁、红花，6剂，3剂水煎服；3剂研面加300克紫河车粉，炒香封存，3克/次，日三次冲服。余照前方服。嘱患者每周两天定时监测血糖，若血糖控制尚可，每月复诊一次。

实录八　孙某，男，47岁，身高173厘米，体重85千克，2018年1月6日初诊。

主诉：发现血糖升高3年余。

现证：3年前体检发现空腹血糖12 mmol/L，其间最高空腹血糖可达22 mmol/L，现口服格列齐特片，日一次。现口干渴，视物模糊，头晕，耳鸣，尿频，大便不成形，舌质红，苔薄，脉沉细。查随机血糖9.4 mmol/L，糖化血清蛋白412.6μmol/L，查、肝功、肾功未见明显异常。

诊断：消渴（气阴两伤证）

治法：滋阴清热，益气养阴，活血化瘀

处置：生地15克，知母15克，枸杞子30克，玉竹20克，黄连10克，地骨皮20克，生晒参10克（包煎），黄芪50克，黄精50克，丹参10克，葛根20克，佩兰10克，厚朴10克。上方6剂水煎服，120毫升/次，日三次，饭后20分钟温服。另予血府逐瘀胶囊4粒/次，日三次，口服；复方丹参滴丸10粒/次，日三次，口服。并嘱患者严格遵守"一则八法"管控守则。

2018年1月13日复诊，口干渴症状减轻，查空腹血糖7.2 mmol/L，餐后2小时血糖9.4 mmol/L，糖化血清蛋白343.1 μmol/L，肝功、肾功未见明显异常。效不更方，12剂，水煎服。余照前方服。

2018年1月27日复诊，上述症状明显缓解，眠差、多梦，自行停用西药治疗。查空腹血糖6.8 mmol/L，餐后2小时血糖9.7 mmol/L，糖化血清蛋白286.4 μmol/L。上方加首乌藤10克、柏子仁10克、炒酸枣仁10克，12剂水煎服。余照前方服。

2018年2月12日复诊，临床症状消失，查空腹血糖6.1 mmol/L，餐后2小时血糖7.6 mmol/L，糖化血清蛋白281.7 μmol/L。上方去首乌藤、柏子仁、炒酸枣仁，6剂，3剂水煎服；3剂研面加300克紫河车粉，炒香封存，3克/次，日三次，冲服。余照前方服。嘱患者每周两天定时监测血糖，若血糖控制尚可，每月复诊一次。随诊至今，无异常变化。

第四节　结语

糖尿病及其并发症发病率逐年增高，这不是生活水平提高导致的必然结果，而是缺乏健康生活观念制造的恶果，任何人都有可能患糖尿病。因此，我们要选择的健康生活方式，注意亚健康状态，防止糖尿病发生。发现糖尿病要早诊断、早治疗，用科学的治疗方法与糖尿病进行斗争，坚定信念，相信科学，坚持中西医综合治疗，我们一定能够打败糖尿病，拥有美好的生活。

　　本方的创制，继承了国医大师任继学教授诊疗消渴的成功经验，并师法近代中西医的各家之谈。在多年丰富临床经验基础上，独出心裁，博采众方，依据传统中医理论，根据疾病的性质特点、发展情况、正气虚损情况随证立法组方，标本兼顾。欲从根本上提高中医药治疗消渴的疗效，必以扶正祛邪，协调脏腑经络、阴阳气血之间的平衡为主线，益气养阴、活血化瘀贯穿始终。唯有如此，方能有助于进一步提高临床疗效，为中医治疗消渴提供新的思路和途径。

　　经临床观察与考证，此法是针对消渴的关键病机而设，亦是治疗消渴的有效方法，为临床治疗消渴的绿色方法。医疗实践经验证明，治病前后嘱患者严守"一则八法"，坚持自测空腹血糖及餐后2小时血糖，实时掌握病情，有变化及时就诊，是治病治本的关键。

消渴安汤

生地　知母　黄连　玉竹　地骨皮　枸杞子　人参

黄芪　佩兰　厚朴　清热生津　益气养阴除湿

如化燥之法之有效方剂也

口干加玄参　石斛　五味子　葛根　善饥加麦冬

石膏　多尿加益智仁　诃子　五心烦热加青蒿

枸杞再加杜仲　桑生盐汗加牡蛎　鳖甲　桑根　瘰疬加肉

桂附子　干姜　便溏加白术　茯苓　阳萎加巴戟天肉苁

★消渴安汤方（一）

胰岛素抵抗治病治本实录

西医治疗糖尿病的方法是以胰岛素和口服降糖药为主，虽然其降糖效果明显，并不能阻止并发症的发生。胰岛素的使用并不能阻止病情的进展，且由于存在胰岛素抵抗，胰岛素治疗渐显其局限性，很多人束手无策，但中医治疗却有其独特优势。

第三章　胰岛素抵抗治病治本实录

糖尿病是一组以慢性血糖水平增高为特征的代谢性疾病，是由于胰岛素分泌和（或）作用缺陷所引起，久病可引起多系统损害。目前糖尿病人群迅速增加，治疗上虽然新药辈出，但其并发症终不能避免。西医的治疗方法仍以胰岛素和口服降糖药为主，尤其是胰岛素用量大，血糖波动亦大，甚则居高不下，成为糖尿病治疗瓶颈。虽然其降糖效果明显，但血糖的降低并不能阻止并发症的发生，而且胰岛素的不合理应用、口服降糖药的局限性等，成为目前亟待解决的问题。

随着社会生活水平的提高，代谢疾病成为现代生活方式病的主要成员之一，目前国内外有6个诊断标准，虽未形成统一，但多将肥胖、高血糖、高血压、血脂异常作为基本指标纳入标准。进一步研究表明，2型糖尿病、冠心病、血脂异常、高血压、肥胖症、痛风等疾病不是各自独立的疾病，而是有一个共同的启动因素——胰岛素抵抗。胰岛素抵抗在代谢综合征中起核心作用，故代谢综合征又称胰岛素抵抗综合征，因此重视胰岛素抵抗在现代疾病中的作用为当务之急。对于2型糖尿病来说，尤其应关注胰岛素抵抗的问题。

患者在使用胰岛素过程中，大量摄入胰岛素引起血糖波动，病情不稳，体内可检查到胰岛素抗体，有些患者抗体滴度高，注入体内的胰岛素与抗体结合，使胰岛素作用大大减低。说明胰岛素使用中亦存在胰岛素抵抗的危险。

胰岛素抵抗的治疗多用口服降糖药及胰岛素，但随着口服药的失效和并发症的出现，大多转用胰岛素治疗。但胰岛素的使用并不能阻止病情的进展，且由于存在胰岛素抵抗，胰岛素治疗渐显其局限性。这时许多西医束手无策，但中医疗法却有其独特优势，其着眼于整体，辨证求因，审因论治。该病相当于中医的消渴，可运用中药消渴安汤治疗，不仅可以改善患者症状、降血糖，还可进一步减少胰岛素用量。可见中医药能够减轻胰岛素抵抗，提高胰岛素敏感性，为中医药干预胰岛素治疗糖尿病提供新的思路和方法，体现中医特色，具有理论和实用价值。需要强调的是，治病前后嘱患者严守"一则八法"，使患者自己掌握病情，自己管理自己，是比药物治疗更加重要的治病治本的关键。

第一节　方剂组成与来源

1.方剂组成　消渴安汤为基础方，加榛花10克、水牛角50克、大黄10克、厚朴10克、天竺黄10克、草果10克、槟榔10克，水煎服，同用血府逐瘀胶囊、丹参滴丸、紫河车粉、冬虫夏草（金水宝胶囊替代）等皆可。

2.用法　上药加冷水浸泡10分钟，后武火煎煮至水沸腾，文火煎煮20分钟，取汁100毫升/次，饭后服用，一剂分早饭后、午饭后、晚饭后、睡前四次服完，忌食辛辣炙煿、茶饮、绿豆、萝卜等食物。调情志，早、午、晚餐后休息30分钟，再各运动20分钟、30分钟、40分钟。禁止空腹运动，密切监测血糖。

3.方剂的创制思路

胰岛素抵抗，中医学称为消渴难治之证，是中医药治疗的特色疾病之一。消渴病机初起常以阴虚燥热为主，日久则易有气虚、血瘀的存在，且久病入络，毒损脏腑。

禀赋不足、五脏虚弱是消渴的内因，消渴不只是单一脏腑病变，"五脏皆柔弱者，善病消瘅"（《灵枢·五变》）。加之现代人嗜食醇酒肥甘、情志不舒、疲劳过度、乱用补品及医毒药毒使五脏俱损等，气血阴阳失调而成消渴。病久，痰、浊、热等毒邪（糖毒、湿、瘀、脂毒等）入络，伏藏不去，循络而行，伤阴耗气，阴损及阳，致阴阳气血失和，脏腑亏损，病变波及三焦、经络、脏腑，形成消渴肾病、消渴心病、消渴脑病等。治疗上，常根据孙思邈《千金要方·消渴》"其所慎者三：一饮酒，二房室，三咸食及面；能慎此者，虽不服药，而自可无他。"又据巢元方《诸病源候论》"先行一百二十步，多者千步。"王焘《外台秘要》"不欲饱食便卧，终日久坐，人欲小劳，但莫久劳瘦极，不可强所不能堪耳。"结合现代特点，总结出一套完备的饮食运动方法。中医治疗消渴尤反对滥用胰岛素，应从改变不良生活方式开始，配合中医辩证施治，调节五脏阴阳气血，三消同治，从毒论治。只要辨证准确，中药完全可以代替胰岛素，甚至可不用一针一药而健康延年。

消渴的治疗，应首先强调辨证求因，治人多于治病，审因论治不仅是中医治疗疾病的第一关，且在治疗代谢综合征中占有重要地位，同时不应滥用胰岛素。现代研究表明，胰岛素抵抗是代谢综合征的本质，消除胰岛素抵抗为代谢综合征治疗开辟了新路径。通过中医中药治疗，使"阴平阳秘"，体内代谢指标自然恢复正常，胰岛素抵抗减轻，胰岛素敏感性增高，达到减少、甚至停用胰岛素的效果。

　　总之，消渴的发生以五脏虚损为始，在体质和外界因素的共同作用下，引起体内阴阳失衡，日久则阴虚、燥热、气虚、血瘀同时存在。故方中榛花清热解毒；生地黄、知母，清润肺胃之热，滋润肝肾之阴。三药共为君药。黄连、地骨皮、玉竹，清心除烦，入阴退虚火，增强生津止渴之功，共为臣药。人参、枸杞子、丹参为佐使，既取人参补气养阴、保脾胃之功，防苦寒伤阴；又取人参、枸杞子二仙同用，一阴一阳，调节阴阳精血之虚；加之丹参清血热，除烦满，祛瘀生新。诸药合用，将清热、解毒、益气养阴、活血化瘀四法合为一法，共奏动静开合之功，刚柔相济之力，标本兼顾，谨守病机，执简驭繁，三消同治。

　　临床上常见的胰岛素抵抗分为多证。遇痰热瘀毒时，方用榛花、天竺黄清热化痰、解毒排毒，为君药；水牛角、黄连清热凉血、泻火解毒，为臣药；生地、丹参养阴生津、活血通络，为佐使药。以上六味合用，共奏清热化痰、养阴生津、解毒通络之功。

　　凡湿浊瘀毒证，治宜除湿降浊、解毒通络法。方用榛花、大黄祛除湿浊邪毒、通腑荡涤，为君药；生地、黄连清热燥湿、养阴生津，为臣药；人参、丹参益气通络、活血化瘀、扶正抗毒，为佐使药。以上六味药合用，共奏除湿降浊、益气通络、扶正抗毒之功。同用血府逐瘀胶囊、丹参滴丸、紫河车粉、冬虫夏草（金水宝胶囊替代）等，以补气养阴、活血化瘀、填精益髓、解毒通络，从根本上防止消渴并证发生。

　　中医治疗在临床时中，重不在辨病，而在辨证，只有辨证准确了，方能下药如神。在辨证论治的同时应重视控制血糖，严格控制血压、尿蛋白，坚持科学运动疗法，纠正血脂、控制体重、改善营养、戒烟限酒等。防治2型糖尿病胰岛素抵抗应立足于中西医综合诊治这一新思维、新策略，不迷信胰岛素万能论，冲出目前困境，这才是防治2型糖尿病胰岛素抵抗的新出路。

第二节　本方功效与主治

消渴的治疗虽以消渴安汤为底方，却必须建立在辨证准确的基础上。本方益气养阴、活血化瘀、解毒通络之功，不可言喻。

第三节　临床应用举隅

治病治本实录

实录一 李某，女，62岁，退休干部，2002年6月6日初诊。

主诉：夜尿频多、倦怠乏力半年，加重3天。

现证：近三天，由于精神压力大而病情加重，烦渴引饮，口黏，痰多，腹胀便干，夜尿频多，甚至4~6次，纳呆，面红烦热，口有臭味，舌质红，苔黄腻，脉弦滑而数。口服二甲双胍片，日三次，饭中口服。皮注胰岛素（诺和灵30R），一日总量为52 u，查空腹血糖13.00 mmol/L，餐后2小时血糖17.00 mmol/L，糖化血红蛋白10.6%，尿酸650 μmol/L。该患不控制饮食，不运动，情绪低落，精神状态不安且萎靡不振，有恐惧感。

诊断：2型糖尿病，胰岛素抵抗；消渴（痰热瘀毒证）

治法：滋阴清热，祛痰通络，解毒导邪

处置：该患身高160厘米，体重60千克，实施饮食、运动疗法，一日摄入总热量为1800千卡，主食每顿100克，蔬菜每顿250克，豆制品50克，瘦肉50克，饭后20分钟后，早、午、晚各散步20、30、40分钟，嘱患者严守"一则八法"。

消渴安汤加榛花10克、天竺黄10克、水牛角50克、牡丹皮10克、白芍20克，12剂，水煎服，一日一剂，日四次，饭后口服。

服药后查空腹血糖9.20 mmol/L，餐后2小时血糖15.00 mmol/L，诸症状减轻，舌质红，苔微黄，脉弦滑。效不更方，继续服上方14剂后，症状基本消失，查空腹血糖7.00 mmol/L，餐后2小时血糖10 mmol/L，舌质淡红，苔薄白，脉弦数。予消渴安汤12剂，水煎服，日两次，饭后口服。再诊时，查空腹血糖6.80 mmol/L，餐后2小时血糖7.80 mmol/L，诸症状消失，舌质红苔薄白，脉沉缓而有力。上方7剂为面，一次1.5克，日三次，饭后口服。皮注胰岛素（诺和灵30R），一日总量为32 u，二甲双胍日一次，早饭中口服。三个月后复查空腹血糖6.00 mmol/L，餐后2小时血糖7.80 mmol/L，糖化血红蛋白5.8%，诸症消失，临床显效，治疗告终。继续服用面药，以巩固疗效。嘱患者严守"一则八法"，自测空腹血糖及餐后2小时血糖，适寒温，调饮食，定期复查血糖，有变化随诊。

实录二　卢某，男，51岁，2009年3月1日初诊。

主诉：口渴多饮、倦怠乏力1年，加重半年。

现证：失眠多梦，头晕，偶有胁肋疼痛，耳鸣健忘，视物欠清，腰膝酸软，盗汗，高脂血症5年。就诊时查空腹血糖11.60 mmol/L，餐后2小时血糖18.80 mmol/L，糖化血红蛋白13.6%，测量血压160/100 mmHg。舌质红，少苔，脉沉细。某院诊断为2型糖尿病，胰岛素抵抗，因该患坚决不用胰岛素，故予以口服二甲双胍治疗。

诊断：消渴（肝肾阴虚兼瘀毒）

治法：滋补肝肾，活血通络解毒

处置：实施饮食、运动疗法，嘱患者严守"一则八法"。

方用消渴安汤加土茯苓100克、榛花10克、沙参15克、怀牛膝15克、丹皮10克、麦冬15克、白芍20克、钩藤30克、天麻10克、大黄5克、水煎服，一日一剂，日四次，饭后口服。予以二甲双胍治疗。

服药14剂后，患者查空腹血糖10.40 mmol/L，餐后2小时血糖17.80 mmol/L，血压150/90 mmHg，诸症状减轻，舌质红，苔微黄，脉弦细。效不更方，继续服上方14剂，水煎服，服法同上。药后，症状基本消失，查空腹血糖7.0 mmol/L，餐后2小时血糖13 mmol/L，血压130/80 mmHg，舌质淡红，苔薄白，脉弦数。更方为消渴安汤加金银花10克、天麻10克、钩藤30克、夜交藤30克，7剂，水煎服，日两次，饭后口服。嘱患者更加控制饮食，加强运动，以散步为主，坚持早饭后20分钟、午饭后30分钟、晚饭后40分钟运动。一周后，查空腹血糖9.40 mmol/L，餐后2小时血糖13.80 mmol/L，血压130/90 mmHg，患者诸症状减轻，舌质红，苔薄白，脉沉缓有力。

效不更方，继续服药。予上方加厚朴10克、黄连20克、葛根10克，12剂，水煎服。治疗一月后，患者再诊时，查空腹血糖6.00 mmol/L，餐后2小时血糖7.80 mmol/L，糖化血红蛋白5.7%，血压120/80 mmHg，诸症状消失，舌质红，苔薄白，脉沉缓而有力。上方7剂为末，一次1.5克，日三次，饭后口服。予以二甲双胍减一片，日一次一片，饭中嚼服。诸症消失，临床显效，跟踪观察，继续服用面药，以巩固疗效。嘱患者严守"一则八法"，自测空腹血糖及餐后2小时血糖，适寒温，调饮食，定期复查血糖，有变化随诊。

实录三 张某，女，68岁，于2006年2月初诊。

现证：近一周因失眠、感冒，症状加重，脘腹胀满，夜寐不安，恶心纳呆，怕冷，肢体重着，头重如裹，面色晦滞，舌红苔白腻，脉沉迟无力。口服各种降糖药物无效，现正在用胰岛素治疗，空腹血糖控制在15 mmol/L左右。查餐后2小时血糖17.80 mmol/L，糖化血红蛋白9.6%，尿糖（＋3），尿蛋白（＋3），尿隐血（＋3），尿素氮10.7 mmol/L，肌酐130μmol/L，尿酸450μmol/L。某院诊断为2型糖尿病，胰岛素抵抗，建议中医药治疗，故来院就诊。

诊断：胰岛素抵抗，氮质血症期；消渴肾病（湿浊瘀毒证）

治法：祛湿化浊，化瘀通络，解毒导邪

处置：方用榛花10克、大黄10克、藿香30克、竹茹20克、姜夏5克、厚朴10克、枳实10克、牡蛎10克、蝉蜕10克、僵蚕10克、土茯苓100克、白茅根50克、地榆30克、人参10克、丹参30克、肉桂10克，7剂水煎服。根据50千克体重，每日摄入热量控制在1500千卡左右，不运动，卧床休息。外加灌肠药：大黄10克、厚朴10克、枳实10克、牡蛎50克、土茯苓100克、黄芪50克、金银花10克，4剂，一剂外灌两次，每日睡前30分钟后，灌肠液100毫升，保留灌肠。

一周后查，空腹血糖10 mmol/L，餐后2小时血糖15.80 mmol/L，尿素氮降至9.00 mmol/L，肌酐100μmol/L，尿蛋白（＋2），尿隐血（＋2），尿糖（－），继续服用上方7剂。

一周后查空腹血糖9 mmol/L，餐后2小时血糖13.80 mmol/L，尿蛋白（＋），尿隐血（＋），尿素氮7.00 mmol/L，肌酐90μmol/L，恶心纳呆减轻，能进食，怕冷症状消失。继续服上方7剂，服法同上，外灌同上。两周后就诊，查空腹血糖9 mmol/L，餐后2小时血糖12.80 mmol/L，尿素氮7.00 mmol/L，肌酐80μmol/L，诸症状减轻，尿蛋白（＋），尿隐血（＋），舌质淡红，苔白，脉沉滑无力。方用：榛花10克、大黄10克、生地10克、黄连10克、人参10克、丹参20克、蝉蜕15克、僵蚕10克、地榆30克、白茅根50克、黄芪50克、土茯苓100克，7剂水煎服，日两次，一次100毫升，饭后服，外灌药停用一周再用两周。一个月后复查，空腹血糖6.00 mmol/L，餐后2小时血糖11.80 mmol/L，尿蛋白（±），尿隐血（±），尿素氮6.80 mmol/L，肌酐正常。继续用胰岛素注射治疗，上方中药为面，日三次，一次3克，饭后用温水送服。近三个月复查，尿素氮、肌酐均正常，尿蛋白（±），尿隐血（－），空腹血糖

6.00～6.80 mmol/L，餐后2小时血糖11.0 mmol/L，糖化血红蛋白6.6%，继续服用面药，临床显效，治疗告终。嘱患者严守"一则八法"，自测空腹血糖及餐后2小时血糖，适寒温，调饮食，定期复查血糖，有变化立刻来院就诊。

实录四 韩某，男，54岁，身高186厘米，体重86千克，2009年11月初诊。

主诉：多食易饥、便干5年。

现证：1年前自觉视物模糊，眼底检查未见异常，口干渴、多饮，多食易饥，便干。查空腹血糖15.40 mmol/L，餐后2小时血糖15.80 mmol/L，糖化血红蛋白8.9%，某医院诊断为2型糖尿病，胰岛素抵抗。予胰岛素治疗，诺和灵30R，早20 u，午20 u，晚18 u，皮下注射。虽口服多种降糖药，但血糖波动较大，心烦，手足心热，耳鸣，盗汗，腿沉，舌暗红，苔薄黄，脉弦细无力。查空腹血糖11.20 mmol/L，餐后2小时血糖15.80 mmol/L。该患中年男性，体型壮实，平素嗜食肥甘醇酒，日久肠胃内热，灼伤津液，发为消渴。日久阴虚及气，气阴两虚致血行不畅，燥热不除则阴虚愈甚，形成复杂的阴虚燥热兼气虚血瘀之证。

诊断：消渴（阴虚燥热兼气虚血瘀）

治法：滋阴清热，益气养阴，活血通络，解毒导邪

处置：嘱患者严守"一则八法"糖尿病饮食、运动疗法。胰岛素原量注射。予榛花10克、生地10克、玉竹20克、知母15克、地骨皮10克、黄连10克、人参10克、枸杞子30克、金银花20克，7剂水煎服。六味地黄水丸（8粒/次，三次/日，口服）。

上药服完后，上述症状均有好转，大便仍干，舌暗红，苔薄白，脉弦细。空腹血糖7.00 mmol/L，餐后2小时血糖12.60 mmol/L。上方加麦冬20克、五味子10克，水煎服。减少胰岛素用量至早18 u，晚16 u。

两周后，患者口渴多饮症状明显好转，大便正常，但常觉心烦，

舌暗红，苔薄黄，脉弦涩。空腹血糖5.90 mmol/L，餐后2小时血糖9.00 mmol/L。上方加柴胡10克，水煎服。减少胰岛素用量至早16 u，晚10 u。

药毕，患者偶尔有饿感，舌红，苔薄白，脉弦细。空腹血糖5.40 mmol/L，早餐后2小时血糖7.80 mmol/L，糖化血红蛋白5.6%。继续予上方，并予车前子200克（炒香，饿时5克嚼服）。胰岛素用量减至早12 u，晚8 u。

该患若饮食习惯不改变，虽服用多种降糖药，甚至用胰岛素治疗，但并未改善病情，故应审因论治，予饮食运动疗法与中药综合治疗。治疗2个月，血糖明显降低，胰岛素用量减少，症状改善。上方3剂为面，加300克紫河车粉，混匀后炒香，封存，一次3克，日三次，饭后20分后，温水冲服。嘱患者严守"一则八法"，自测空腹血糖及餐后2小时血糖，适寒温，调饮食，定期复查血糖，有变化立刻就诊。

实录五　刘某，女，56岁，身高156厘米，体重47.5千克，2011年7月24日初诊。

主诉：口渴多饮、多食易饥3年。

现证：1年前，口渴多饮、多食易饥加重，便干，三日一行，查空腹血糖为16.9 mmol/L，餐后2小时血糖19.0 mmol/L，糖化血红蛋白10.6%。某医院诊断为2型糖尿病、胰岛素抵抗，予胰岛素治疗，其用量为诺和灵30R，早24 u、晚14 u，餐前30分钟皮下注射。口服孚来迪等多种降糖药，血糖仍较高。现证乏力，心烦，眠差，怕热，小便短黄，舌质暗红，边有瘀斑，苔黄，脉弦细，尿常规正常。今查空腹血糖24.10 mmol/L，餐后2小时血糖27.60 mmol/L。有家族糖尿病史。该患中年女性，形体偏瘦，平素易怒、心烦，为肝郁之人，肝火内郁不舒，化热化燥，煎伤阴液，肝不疏泄则气不行血，血不畅行。故治疗应抓住病人特点，在消渴安汤的基础上加入交通心肾、疏肝解郁之品，同时注重心理疏导，令其"信医"。

诊断：胰岛素抵抗；消渴（阴虚燥热兼气虚血瘀）

治法：滋阴清热，益气养阴，活血、通络、解毒

处置：嘱患者严守"一则八法"，严守糖尿病饮食、运动疗法，胰岛素原量注射。另予中药汤剂：榛花10克、生地15克、玉竹20克、知母15克、地骨皮20克、黄连10克、人参10克、黄芪50克、黄精50克、枸杞子30克、丹参10克、金银花20克、连翘10克，7剂水煎服。再服六味地黄丸（8粒/次，三次/日，口服）。

药后，患者上述症状明显好转，舌质暗红，边有瘀斑，苔薄白，脉弦缓。查空腹血糖13.80 mmol/L，餐后2小时血糖17.01 mmol/L。上方加红花10克、桃仁10克水煎服。减少胰岛素至早22 u，晚12 u。

调整降糖方案后，患者无不适，舌质隐青，苔薄白，脉弦。查空腹血糖7.40 mmol/L，餐后2小时血糖9.90 mmol/L。再诊时予上方加草果10克、槟榔10克，水煎服。减少胰岛素至早18 u，晚8 u。一周后，患者状态较佳，但常心烦不解，舌质隐青，苔薄白，脉弦细。查空腹血糖5.80 mmol/L，餐后2小时血糖8.10 mmol/L，糖化血红蛋白4.6%。上方加阿胶10克。减少胰岛素用量为早16 u，晚6 u。

治疗2个月，患者能积极配合医生治疗，症状明显好转，血糖降低，胰岛素减量，心情舒畅。再诊，予上方3剂为面，加300克紫河车粉，混匀后炒香，封存。一次3克，日三次，饭后20分钟，温水冲服。嘱患者严守"一则八法"，坚持自测空腹血糖及餐后2小时血糖，适寒温，调饮食，定期复查血糖，有变化立刻就诊。

实录六 曲某，男，52岁，2007年11月初诊。

主诉：发现血糖升高10年，加重10个月。

现证：患者10年前体检时被诊断为2型糖尿病，未治疗。10个月前出现口渴多饮，日饮水量三到四升，多尿，乏力，伴消瘦，体重下降约15千克，尿隐血（3+），尿蛋白（3+）。诊断为糖尿病肾病，胰岛素抵抗，

予胰岛素强化治疗，症状未见明显好转。现用甘精胰岛素18 u晚8时皮下注射，门冬胰岛素注射液早20 u、午20 u、晚18 u，餐前皮注。现诸症加重，口干渴，多饮，多尿，眠差，乏力，大便可，舌质隐青，苔白，脉弦细无力。查空腹血糖13.00 mmol/L，餐后2小时血糖19.00 mmol/L，糖化血红蛋白9.8%，尿隐血（2+），尿蛋白（3+），肌酐、尿素氮及尿酸未见异常。

诊断：胰岛素抵抗；消渴肾病（气阴两虚兼瘀毒）

治法：益气养阴，活血通络，解毒导邪

处置：消渴肾病饮食，卧床休息，不宜运动。予中药人参10克、生地黄10克、知母10克、黄连10克、地骨皮15克、厚朴10克、槟榔10克、草果10克、黄芪50克、土茯苓100克、白茅根50克、地榆30克、血余炭10克、蒲黄炭10克、侧柏炭10克，水煎服（日一剂，水煎取汁400毫升，四次/日，分服），胰岛素用量如前。予糖适平30毫克，早餐前口服；金水宝胶囊6粒/次，3次/日，口服；银杏叶片19.2毫克/次，3次/日，口服。

药用1个月后，患者仍口干渴，多饮，多尿，舌质隐青，苔薄白，脉弦细无力。空腹血糖9.80 mmol/L，餐后2小时血糖12.00 mmol/L，尿隐血（－），尿蛋白（2+）。上方去血余炭、蒲黄炭、侧柏炭，加蝉蜕15克、僵蚕15克，减少糖适平剂量至15毫克，早餐前口服。

次年1月初，患者自述体力增加，舌红，苔薄白，脉弦。空腹血糖波动在6.00～7.00 mmol/L，餐后2小时血糖波动在8.00～10.00 mmol/L。尿隐血（－），尿蛋白（－）。上方去白茅根、地榆，加络石藤10克、白蔻仁10克，停用糖适平。

按时服用上药1个月后，患者无不适，舌质红，苔薄白，脉弦。查空腹血糖在4.10～5.50 mmol/L之间波动，餐后2小时血糖在7.00～8.00 mmol/L之间波动，糖化血红蛋白5.1%。尿常规正常。予上方研末冲服（3克/次，3次/日，温开水冲服）。嘱患者严守"一则八法"，自测空腹血糖及餐后2小时血糖，适寒温，调饮食，定期复查血糖，有变化立刻就诊。

该患者自2008年2月至今，吃研末中药，且严格控制饮食，适量运动，每半个月查一次血糖，空腹及餐后2小时血糖均正常，未复发。

第四节　结语

胰岛素抵抗是消渴发病的重要机制之一，可出现于消渴发病前，也可存在于发病中、发病后，甚至存在于糖尿病并发症和使用胰岛素治疗的过程之中。从中医辨证而言，多见于消渴阴阳两虚证、湿热壅盛证难治性消渴肾病等消渴并证之中，应给予重视，尤其是应用各种口服糖尿病药物和胰岛素治疗控制血糖无效的患者，应警惕胰岛素抵抗的发生，应早诊断，早治疗。加强中医药辨证论治，早日纠正胰岛素抵抗，使患者早日康复。

胰岛素抵抗存在于任何糖尿病用药无效的患者之中，其中多见于以湿为患的患者，湿从热化为痰热瘀毒证，湿从寒化为湿浊瘀毒证，其病机为湿浊与瘀毒互传为毒邪，毒邪损伤五脏之络有关，毒邪从气街处入络，日久损伤五脏之本，五脏体用皆伤时发生胰岛素抵抗之消渴重证，应给予重视，分别用清热化痰解毒通络法和除湿降浊解毒通络法治疗。当然，对于气阴两虚兼瘀毒证、阴阳两虚兼瘀毒证、气滞血瘀兼瘀毒证等，应辨证论治。

治疗消渴首先强调审因论治，治人多于治病，反对滥用胰岛素，主张通过中医中药治疗，使"阴平阳秘"，完全可以减少，甚至停用胰岛素。对于消渴，我认为应以五脏虚损为始，在体质和外界因素的共同作用下，引起体内阴阳失衡，日久则阴虚、燥热、气虚、血瘀同时存在，故治疗中灵活应用清热生津、益气养阴、活血化瘀之法，谨守病机，标本兼治。需要进一步强调的是，严守"一则八法"治病治本比单纯辨证论治、理法方药更为重要。

★消渴安汤方（二）

消渴并证治病治本实录

目前消渴患者人数增加迅速，治疗上虽然新药辈出，但其并证终不能避免。消渴并证是决定患者预后的重要因素，也是消渴患者致死或致残的主因。本章介绍了多种消渴并证的治疗方法和临床中多个治愈病例，希望能给读者以参考及治愈的信心。

第四章　消渴并证治病治本实录

　　消渴并证方面依据叶天士"久病入络"理论，其指出消渴日久不愈，湿浊、郁火、痰瘀、燥热、外毒等互结为毒邪，日久散膏损伤，毒邪损伤络脉，形成并证。毒邪上犯损伤心、脑、肺，发为消肺、膈消，即消渴心悸、消渴卒中、消渴肺痨等；毒邪中溢损伤肝胆脾胃，发为消中，即消渴胃病、消渴胆胀、消渴肝病等；毒邪下浸发为消肾，即消渴肾病。治则上扶正祛邪、调散膏、达膜原，治法上解毒、通络、益肾、导邪法，方药上首创榛花消肾胶囊。由此可见，文献中所记载的消肺、消中、消肾等不应是消渴并证的分类和辨证体系，而解释为消渴发展过程中的并证更为合适。

　　消渴并证可见：毒损目络、毒损肝络、毒损肺络、毒损心络、毒损肾络、毒损脉络、毒损脑络等。

　　虚火、湿热、痰浊、血瘀、郁火、燥热、外毒等即广义的毒，导致消渴并证的形成。消渴日久不愈亦可变生湿浊、郁火、痰瘀、燥热、外毒等互结为毒邪，可见这是一个循环往复的恶性怪圈。要想治疗消渴并证，就得阻断毒邪从散膏而发，通过络、膜原、气街到达并证脏腑的中间链条。

络之为病，人身内而脏腑之络，外而皮腠、筋骨、肌肉之络，上而脑髓之络，下而肢节之络，皆可为病。毒邪可循络到达并证脏腑。

膜原为病，膜原在体内深处是分布在脏与腑相连接的空隙之间，在体内浅处是分布在肌肉与皮肤相接的间原之地，起着桥梁与纽带作用。正如"孙络，络脉者，膜原中之小络"，如鸟栖巢、如兽藏穴，营卫不灵，药石所不及至。《湿热病篇》"外经络，内脏腑，膜原居其中。"毒邪入此地则已附着于并证脏腑。

气街为病，《灵枢·卫气》"胸有气街，腹有气街，头有气街，胫有气街。"毒邪入此，则入并证脏腑之内，由此难去矣。消渴肾病，毒邪从气街处入肾络，久而损伤肾间动气而发病。

由此可见，消渴未成之时，可从饮食、起居、情志调节，劳逸适度，增强体质，防止生毒。消渴已成之时，可调节气血、阴阳，防止毒邪致并证。消渴并证已成应解毒通络，清除毒邪。故治疗消渴肾病的经验方，消渴安汤中就加入了通络解毒的大黄、黄芪、血竭、穿山甲、土茯苓、蝼蛄等中药，疗效明显。

我常常自言道："为医之道，当师古不泥古，知常达变，融汇贯通。"学习经典的目的在于系统掌握中医理论体系，以及认识问题、分析问题和解决问题的方法，不能只满足经典典籍的背诵，更不能断章取义，而应联系临床实践，领会其精神实质。我们善用诸如达原饮、归脾汤、六味地黄丸、补中益气汤，以及王清任所创活血化瘀经典方剂等。但应用古方要灵活变通，如胸闷疼痛者取"栝楼薤白白酒汤"之栝楼、薤白；清阳不升者取"补中益气汤"之升麻、柴胡等；对于病久入络、邪伏膜原之证取达原饮中草果、厚朴、槟榔，以开达膜原；善用紫金锭和梅花点舌丹口服治疗疮疡肿毒之证；治疗胃病强调"养阴"，推崇"叶氏养胃汤"，等等。还有合理的服药时间是保证临床疗效的必要条件之一，应改革"一剂药日服两次"的传统给药时间，根据病程、病情及患者的自身体质确定具体的给药方法。主张重、慢性疾病可一日四次给药以图缓效，并建议一剂煎四次，煎一次喝一次，以使药物在血液内的有效浓度维持均衡，有利于截断病邪和扭转病势，以避免药材浪费。

消渴并证是决定患者预后的重要因素，也是消渴患者致死或致残的主因。通常认为，隋朝巢元方《诸病源候论·卷五·消渴候》是中医文献中最早记载消渴并证的。实际上，早在东汉末年，医圣张仲景不仅系统阐述了消渴的病因病机、辨证要点及治法，还分别论及多种消渴的并证，并提出了相应的预防措施及治法，为消渴的综合辨治奠定了坚实的理论基础。《金匮要略·肺痿肺痈咳嗽上气病》"热在上焦者，因咳为肺痿，肺痿之病，从何得之？师曰：或从汗出，或从呕吐，或从消渴，小便利数。"明确指出消渴可并发肺痿。而有消渴并证治疗的古文不胜枚举。

我们经过多年的临床实践，对糖尿病、糖尿病肾病等治疗上形成了一套独特的理论体系。糖尿病肝病辨证定位于肝，然其病源于消渴，而后及于肝脏。因此，虽然此病多表现出疼痛、腹胀等症状，但其本已虚，而且不同证候之间转化可互为因果，所以并证形成后容易加重消渴本病。应及时未病先防，用行气药宜醋制，积聚多责于实，肝病当实脾养胃阴。善用榛花、黄连、金银花等解毒保肝之品，所以我成功研制了治疗肝胆疾病的新药"复方榛花舒肝胶囊"，给广大患者带来福音。

糖尿病性脑血管病，识病首分标本。治疗糖尿病性脑血管病，无论是中脏腑还是中经络，辨证应治病求本，以阴阳为纲。重用麝香治疗脑卒中、脑血栓的"麝香抗栓胶囊"现已编入2011版的《中国药典》。

此外，采用滋阴凉血、解毒化瘀治疗糖尿病合并牛皮癣；解毒祛瘀化浊、温肾健脾法治疗糖尿病酮症；益气养阴、解毒化瘀治疗糖尿病高尿酸血症均取得良好疗效。

第一节　消渴肾病

消渴肾病是消渴最常见的慢性并发症之一，消渴患者病程10年以上者，约50%并发消渴肾病，每年新增终末期肾病患者中，消渴肾病所占比例逐年升高，已成为发达国家终末期肾功能衰竭的首位原因。

中医古籍中只是散在记载着与其临床表现相类似的病名和症状，如"消肾""尿浊""下消"等，而无独立病名记载。《太平圣惠方》云："饮水随饮便下，小便味甘而白浊，腰腿消瘦者，肾消也。"肾消此即为消肾，就是现在所说的糖尿病肾病，亦作消渴肾病。消渴肾病是消渴多发的常见慢性并发症之一。其主要病机为消渴日久，虚、郁、痰、瘀、水、热、湿互结，化生肾瘀毒，并乘肾元亏虚而损伤肾络，肾之体用俱伤而为病。根据"虚则补之，实则泻之，急则治其标，缓则治其本"的治疗原则，创立解毒、通络、益肾之总体治法。

《黄帝内经》云："阴之五宫，伤在五味。"在治疗本病或慢性肾衰时，应始终嘱患者严格控制饮食，禁食一切蛋白食物，低盐，甚至可以无盐饮食，并控制体重。糖尿病肾病尿蛋白期或肾衰期，肾小球滤过功能下降，人体摄入蛋白不能被充分吸收，全部漏掉，即"虚不受补"，因此控制饮食在治疗本病中起着非常重要的作用。患者应遵守"一则八法"，本病治愈有希望，否则很难收效。

我与国医大师任继学教授通过大量文献研究，根据《圣济总录》中对"消肾"阐述，如"消肾，小便白浊如凝脂，形体羸弱""消渴久肾气受伤，肾主水，肾气虚衰，气化失常，开阖不利，能为水肿""消肾者……房事过度，精血虚竭，石热孤立，肾水燥涸，渴引水浆，下输膀胱，小便不利，腿胫消瘦，骨节瘘痛，故名消肾。"认为本病中医命名应为"消渴肾病"，而此中医病名最终由2010年全国科学技术名词审定委员会公布，并正式收入《中医药学名词》一书中。

我独辟蹊径地认识糖尿病肾病，首次以消渴肾病命名。以丰富的临床经验，加之对消渴肾病的深入研究，提出本病的病因病机为"毒损肾络"，病位在散膏，毒邪盘踞膜原，入气街经咽喉，肾体用皆伤，"大病乃成"，渐成糖尿病肾病。自创以扶正导邪为治则，以解毒通络、益肾达邪、调散膏、达膜原为治法，研制而成的消渴肾安汤治疗消渴肾病。

一、湿浊兼瘀毒证

1.消渴肾安汤组方 榛花，大黄，土茯苓，黄芪，黄精，覆盆子，金荞麦，紫荆皮，木蝴蝶，穿山甲，血竭，丹参，槟榔，草果，厚朴。

2.来源 消渴是因禀赋不足、过食肥甘膏粱厚味、情志失调、劳逸失度、公害蓄毒等病因，使体内燥热瘀滞，致使损伤散膏，侵蚀三焦。进而生化不行，气化失司致气血水津代谢失调而内生痰、饮、湿、浊、瘀，或升降失职，输布不能致脏腑失和，气机逆乱，致郁、瘀、燥、热、虚火内盛。这些病理产物互结，使藏真受损，故易患消渴。而消渴肾病是由于消渴日久不愈，散膏损伤，升降出入不行，输布水精失调，布散脂膏失常，三焦气化受阻，脂膏堆积，痰浊、湿热、瘀滞互结成毒邪，其毒邪盘踞伏于膜原，如鸟栖巢、如兽藏穴，药石所不及，久伏不出，损伤膜原，随其气迁，毒邪从气街处而入，经咽喉损肾络，肾之体用皆损，肾间动气大伤，气血逆乱而成消渴肾病。

《难经·四十二难》说："散膏半斤，主裹血，温五脏，主藏意。"《黄庭经》明确指出："脾长者，胰也，非脾也。以脾部与脾长并列，足以证明为二物而非一体也。"认为脾胃与胰腺有同主运化、消磨水谷的功能，为人的灵气与元气之源泉。国医大师任继学教授通过对古籍的研究，认为散膏就是现今所说的胰腺，由先天之精所化成，主裹血，温五藏，主藏意，内通经络和血脉，为津、精之通道，外通玄府，以行气液，人体内外之水精，其升降出入皆由散膏行之。因此，散膏是脾的副脏，与脾共同主运化、化生气血、升清降浊、输布精微、供养周身。人体因禀赋不足、饮食不节、情志不遂、劳逸失度、医害药毒等病因条件下产生燥热瘀滞，首先损伤散膏，进而侵蚀三焦，而产生痰、湿、瘀、热，进而脏真受损而发消渴。因此，治疗消渴肾病应调散膏，以治病之本。

散膏受损后产生的痰浊、湿热、瘀滞等病理产物在体内日久可互结为毒邪。中医学中的毒邪泛指对机体生理功能有不良影响的物质，其含义具有多样性和应用的广泛性特点。所谓毒，至少应具备以下特征：①能够对机体产生毒害或损害；②损害致病的程度较重；③应与人体相互作用。

毒邪有内外之分，外毒是指相对于人体来说直接侵袭机体，并造成毒害的一类物质，如细菌、病毒、瘟疫等，一般多具有传染性和流行性；内毒是因脏腑功能和气血运行失常，使机体的生理或病理产物不能及时排出，出现气滞、痰凝、血瘀、湿阻、水停等病理产物，蕴积体内过多，邪盛而化生毒邪，多在疾病过程中产生，既是病理产物，又是新的致病因素，消渴肾病之毒邪主要是内毒。毒邪具有损伤、致变、顽固、秽浊、结聚、依附、入络等多种病理特点。毒邪盘踞膜原，从气街处而入，亦可经咽喉损伤肾络，肾之体用皆损而成消渴肾病。毒邪贯穿消渴肾病的始终，故治疗消渴肾病须用解毒法。

消渴肾病属于络病范畴。叶天士《临证指南医案》指出："百日久恙，血络必伤……经年宿病，病必在络……初为气结在经，久则血伤入络。"提出"久病入络""久痛入络"的观点。消渴日久不愈，毒邪侵袭肾之络脉，络脉瘀滞是其病理基础，邪客络脉、营卫功能失常是其基本的病理环节，络脉失养、血行不畅、气滞血瘀、痰瘀凝结是络病的基本演变过程。痰瘀积聚肾络，络气阻遏，络脉瘀滞，蕴邪成毒，毒损肾络。但毒邪之所以入络，是因络虚所致，至虚之处，便是容邪之处，邪阻肾络，郁久蕴毒，深滞于浮络、孙络，是消渴肾病病情缠绵、久治不愈的根本原因，因此，治疗上应重视通络益肾。

膜原是分布于机体内外的一种组织，这种组织在体内深处是分布在脏与腑相连接的空隙之间，在体内浅处是分布在肌肉与皮肤相接的间原之地，起着桥梁与纽带作用。《湿热病篇》中云："膜原者，外通肌肉，内近胃腑，即三焦之门户，实一身之半表半里也。"李漎《身经通考》中曰："膜，募也，募络全体也。"募，为"广求"之意，从而可以看出膜原在体内分布广泛。杨上善云："五脏皆有膜原。"毒邪盘踞于膜原，如鸟栖巢兽藏穴，营卫所不关，药石所不及。毒邪伏膜原后，附着于并证脏腑，邪毒渐张，内侵于肾，故消渴肾病病情复杂，变化多端，缠绵难愈。因此，治疗消渴肾病应开达膜原，邪尽病方能愈。

咽喉上通口鼻，下联肺脏，与自然界相通，故不耐寒热，乃易被邪侵，络属肾脉。《灵枢·经脉》"肾足少阴之脉……其直者：从肾，上贯肝、膈……循喉咙，挟舌本。"《素问》"邪客于足少阴之络，令人咽痛。"咽喉为枢机之所在，传变之关键。邪客于咽喉，循经至肾，使肾的封藏功能失司，统摄无权，真微遗失，随尿排出而形成浊尿。其病因在毒邪，病位在肾，其络联喉，毒邪常易侵犯咽喉而使病情反复及加重。故治疗消渴肾病时应加利咽之药，保护咽喉，此谓"下病上治"。归纳之，消渴肾病的病因、病机是：消渴日久不愈，散膏损伤，升降出入失调，输布水精受阻，布散脂膏失常，三焦气化不利，湿浊、郁火、痰瘀、燥热、外毒邪互结为毒邪，日久毒邪入络。《灵枢·卫气》"胸有气街，腹有气街，头有气街，胫有气街。"毒邪从气街入肾络，经咽喉损肾络，并侵脏腑之内，久而肾之体用皆损，肾间动气大伤，气血逆乱成消渴肾病。其毒邪盘踞隐伏于膜原，内不在脏腑，外不及经络，舍于伏脊之内，如鸟栖巢、兽藏穴，药石不及，至其发也。毒邪渐张，枢纽失职，内侵于腑，外淫于经，五脏皆弱，五脏皆脆，不抵毒邪之势，诸证渐显。消渴肾病的病情缠绵、久治不愈的根本原因是肾络蕴毒，深滞于大络、小络、孙络。其病机核心主要是毒损肾络，故治疗消渴肾病要抓住毒邪贯穿始终的主要矛盾。

我凭借丰富的临床经验，博采众方，根据传统中医理论，提出以解毒通络、益肾导邪为大法，调散膏，达膜原，灵活辨"毒"与正虚的关系，根据疾病的性质特点、发展情况、正气虚损情况随证立法组方，标本兼顾。经临床观察与考证，此法是针对消渴肾病的病机关键而设，亦是治疗消渴肾病的有效方法。为临床显性尿蛋白的治疗发掘出一个新的绿色治疗方法，为中医药治疗消渴肾病翻开新的篇章。同时，拓展了中医防治消渴肾病的新思路，并为临床治疗提供实验依据和安全有效的中医药疗法。

换言之，提出"毒损肾络"这一理论并非起于一时之意，也是在研究散有阐述以"解毒"治疗消渴疗效较显著的资料基础上产生的。如1983年6月至1999年6月《糖尿病800例临床研究》、2001年5月吉林科学技术出版社出版的《消渴肾病研究》及后来的《益肾解毒通络胶囊治疗消渴肾病220例临床研究》等，从不同角度为提出"毒损肾络"病机，"解毒通络益肾导邪"治法，奠定了坚实的基础，如今用消渴肾安汤治疗消渴肾病2000多例，疗效满意。

我们曾将114例消渴肾病患者随机分为3组，分别给予以"毒损肾络"为病机关键而设的消渴肾安胶囊、洛丁新、糖脉康胶囊，经12周临床治疗观察后，从临床症状、血糖、血脂、尿蛋白排泄量、肌酐、尿素氮等不同方面证实了，解毒通络保肾法较单纯的活血化瘀、益气养阴治法理论疗效更好，临床治疗消渴肾病行之有效，其机制尚未阐明，但可能与其能调节脂代谢、降低血糖、减少尿蛋白排泄量、保护肾功能相关，从而延缓进入肾功能衰竭期，提高整个机体的生存环境，延长寿命。

消渴肾病从病因、病性与消渴如出一辙，病性"本虚"亦是气阴两虚，以肾虚为病机根本，"标实"瘀血为病机要点，毒损肾络贯穿疾病始末。其中，以毒损肾络为消渴肾病发展的根本，为其迁延缠绵难愈的关键所在。

3.方解　方中榛花解毒消肿止痛；大黄清热解毒，推陈出新；土茯苓除湿、解毒、通利关节。三药共为君药，重在解毒排毒、除湿通络。现代药理研究发现，大黄有显著降低尿素氮的作用，促进尿素和肌酐排出体外，纠正其脂代谢紊乱并减少尿蛋白。黄芪益气升阳、扶正抗毒；黄精补气养阴、健脾生血、润肺益肾；覆盆子补肝肾、缩小便。上三味合用为臣药，共同助君药益气养阴、滋补肝肾、安和脏腑。临床发现黄芪对缓解尿蛋白有一定疗效；黄精能显著抑制血糖过高；金荞麦清热解毒、利湿；紫荆皮活血通经、消肿解毒；木蝴蝶润肺利喉；丹参活血化瘀通络；穿山甲活络；血竭散瘀；槟榔能消能磨，除伏邪，为疏利之药，又除岭南瘴气；厚朴破戾气所结；草果辛烈气雄，除伏邪盘踞，协力直达其巢穴，使邪气溃败，速离膜原，是以为达原也。

诸药配伍共奏益气养阴、活血化瘀、解毒通络、益肾达邪之效，共解消渴肾病血瘀、痰饮、郁浊等互结之毒。攻补兼施、扶正祛邪、协调五脏气血阴阳，通肾络、扩排毒之路，解肾毒、扶抗毒之力，使毒浊去，肾气旺，诸络通，肾安毒解，膜原透达。

4.治病治本实录

实录一　李某，男，40岁，2005年3月8日初诊。

主诉：口干、口渴4年。

现证：口干、口渴4年，口服消渴丸治疗，2年前出现尿蛋白，开始用胰岛素，近一个月发现肾功改变，服包醛氧淀粉、爱西特，疗效欠佳。空腹血糖8.80 mmol/L，餐后2小时血糖12.00 mmol/L，血压130/90 mmHg，糖化血红蛋白8.6%，尿蛋白（2+），尿隐血（2+），尿素氮14.6 mmol/L，肌酐300 μmol/L。症见腰酸膝软，恶心欲吐，腹胀，手足心热，时有四肢厥逆，气短乏力，水肿，夜尿增多，消瘦，舌红隐青，苔黄腻，脉沉细无力。

诊断：消渴肾病（湿浊兼瘀毒证）；氮质血症期，肾脏病第4期

治法：益气养阴，祛湿化浊，解毒通络导邪

处置：消渴肾安汤加减：藿香30克、竹茹20克、姜半夏5克、车前子10克、茯苓15克、泽泻10克、金银花20克、连翘15克、土茯苓100克、白茅根50克，7剂，日一剂，水煎取汁，日四次早、午、晚、睡前分别温服。灌肠剂：大黄10克、黄芪50克、丹参30克、金银花20克、连翘10克、厚朴15克、枳实10克、牡蛎50克，4剂，两日一剂，水煎取汁100毫升，每日睡前保留灌肠。严守"一则八法"，静卧静养，避免过劳，严格控制饮食，低盐、低蛋白饮食。

服药后，患者水肿、腹胀略改善，恶心明显，上方加苏叶10克、黄连10克以止呕。连服12剂后，恶心改善，患者查空腹血糖7.80mmol/L，餐后2小时血糖11.00mmol/L，尿蛋白（2＋），尿隐血（2＋），原方加入泽兰30克，化瘀通络，连服14剂后，患者空腹血糖6.80mmol/L，餐后2小时血糖10.00mmol/L，尿蛋白（2＋），尿隐血（±），尿素氮7.1mmol/L，肌酐220μmol/L。患者水肿消，恶心不明显，乏力减轻，舌暗红，苔黄腻，上方加苍术15克、黄柏10克，以清热利湿，7剂后，尿蛋白（－），尿隐血（－）。患者自觉肢端微麻，上方加水蛭10克、地龙10克，以化瘀通络，7剂。照用胰岛素，停用消渴丸。

药后，患者空腹血糖5.80mmol/L，餐后2小时血糖9.00mmol/L，糖化血红蛋白5.3%，查尿蛋白（－）、尿隐血（－），尿素氮7.0mmol/L，肌酐140μmol/L。诸症渐消，疗效明显。上药8剂，研末，每次3克，日三次温水冲服。嘱患者严守"一则八法"，自测空腹血糖及餐后2小时血糖，适寒温，调饮食，定期复查血糖，有变化立刻就诊。

实录二 刘某，女，51岁，2006年12月2日初诊。

主诉：口干、口渴7年

现证：该患糖尿病病史7年，口服糖适平治疗。近1个月体检发现肾功改变，服包醛氧淀粉、爱西特，疗效欠佳。患者空腹血糖9.60 mmol/L，餐后2小时血糖13.00 mmol/L，糖化血红蛋白7.6%，血压130/90 mmHg，尿蛋白（＋），尿隐血（＋），尿素氮10.4 mmol/L，肌酐185μmol/L。证见腰酸膝软，恶心欲吐，腹胀，手足心热，气短乏力，下肢水肿，夜尿增多，消瘦，舌红隐青，苔黄腻，脉沉细无力。

诊断：消渴肾病（气阴两虚兼湿浊瘀毒证）；氮质血症期，肾脏病第4期

治法：益气养阴，祛湿化浊，活血通络，解毒导邪

处置：严守"一则八法"，静卧静养，避免过劳，严格控制饮食，保持低盐、低蛋白饮食，控制血糖。方药为消渴肾安汤加减：藿香30克、竹茹20克、半夏5克、车前子10克、茯苓15克、泽泻10克、益母草20克、金银花20克、连翘15克、土茯苓100克、白茅根50克，日一剂，水煎取汁，日四次早、午、晚餐后及睡前分温服。

灌肠剂：大黄10克、枳实10克、黄芪50克、土茯苓100克、丹参30克、金银花20克、厚朴15克、牡蛎50克，水煎取汁100毫升，每日睡前保留灌肠。

此方服用半月余，患者空腹血糖8.60 mmol/L，餐后2小时血糖12.00 mmol/L，患者水肿、腹胀略改善，恶心明显，尿蛋白（±）、尿隐血（＋），尿素氮8.00 mmol/L，肌酐175μmol/L，上方加紫苏叶10克、黄连10克，以宽中止呕。14剂后，患者空腹血糖7.60 mmol/L，餐后2小时血糖11.00 mmol/L，患者恶心改善，尿蛋白（＋），尿隐血（2+），尿素氮7.90 mmol/L，肌酐169μmol/L，原方加入泽兰30克、黄芪50克，以化瘀通络。2007年3月初，患者空腹血糖5.60 mmol/L，餐后2小时血糖8.00 mmol/L，尿蛋白（＋），尿隐血（±），尿素氮6.20 mmol/L，肌酐155μmol/L。患者水肿消，恶心不明显，乏力减轻，舌暗红，苔黄腻，

上方加苍术15克、黄柏10克，以清热化湿。又过一个月后，患者空腹血糖6.60 mmol/L，餐后2小时血糖8.00 mmol/L，尿蛋白（±），尿隐血（±），尿素氮4.3 mmol/L，肌酐141μmol/L。患者自觉肢端微麻，上方加水蛭10克、地龙10克，以活血通络。

　　上药连服21剂，复查，患者空腹血糖5.60 mmol/L，餐后2小时血糖7.80 mmol/L，尿蛋白（＋），尿隐血（±），尿素氮5.30 mmol/L，肌酐132μmol/L，患者因感冒出现咽喉肿痛，方中加金莲花10克、金荞麦10克，以清咽利喉。一周后，患者再诊，查尿蛋白（±），尿隐血（±），尿素氮4.90 mmol/L，肌酐117μmol/L，血糖5.40 mmol/L，糖化血红蛋白4.6％。肾功得到改善，诸症渐消，疗效明显。上药3剂研末，加紫河车粉300克炒香封存，每次3克，日三次，温水冲服。嘱患者严守"一则八法"，自测空腹血糖及餐后2小时血糖，适寒温，调饮食，定期复查血糖，有变化立刻就诊。

　　按语：患者消渴日久不愈，出现尿蛋白，虽改西药治疗，但未能阻止疾病的进展，很快出现肾功的改变，此属消渴肾病的较严重阶段。根据症状特点，辨证为湿浊兼瘀毒。中医认为，久病及肾，久病入络，湿热瘀久成毒，而演变为消渴肾病的毒损肾络阶段，故解毒保肾为关键。予通腑解毒、清热解毒、祛瘀解毒、芳香化毒、祛湿化毒、补益化毒等多种解毒方法，在口服汤剂的基础上加用灌肠剂，使毒去正安、毒去正复。这里需要注意的是，以上疾病是属于糖尿病并发症阶段，临床上有很多的患者都是以诊断"慢性肾病、糖尿病"而来就诊的，但是细细询问病史和病程长短，大部分患者均是糖尿病肾病。因此在治疗检测血糖的同时，一定要注意检测尿常规和肝功、肾功的变化。

二、气阴两虚兼瘀毒证

1.组方 消渴肾安汤加覆盆子、络石藤、五倍子、白蔻仁、丹参等。

2.来源 消渴肾病是由于消渴迁延不愈而并发，属于中医的"下消""消肾""腰痛""关格"等范畴。其病位在肾，病根在咽喉。本虚标实，虚实夹杂为其基本病机。本虚指气血阴阳，五脏之虚，标实指痰浊、水湿、瘀血等病理产物，这些病理产物互结为毒，毒损肾络是本病病机核心，故在治疗原则上应确立解毒通络补肾法，重在护肾。

3.方解 本病是复合病因综合作用的病证。故辨证准确，用药得当，治疗效果才够明显，方中黄芪、生地，一气一血、一阴一阳，相辅相成，有益气养阴、补五脏、通血脉之效。西洋参、枸杞子、玉竹三药同用，增强益气养阴、生津止渴之功效，土茯苓、穿山甲、丹参，有清热解毒、活血散瘀、通利经络、通经脉之功。

加入覆盆子、络石藤、五倍子、白蔻仁，主要是治疗本病的尿蛋白阳性。五倍子酸涩，归肺肾经，收敛固涩作用较强，固精止遗止血，《本草纲目》"其味酸咸，能敛肺止血，化痰饮。"白蔻仁辛香温散，作用偏于中上二焦，功善化湿行气，《本草备要》"除寒燥湿。"络石藤苦泻走窜，微寒清热，入心肝血分，祛风通络、凉血消肿、通络之功较强。土茯苓甘淡而平，功善除湿解毒，《本草正义》"土茯苓，利湿祛热，能入络，搜剔湿热之蕴结毒。"丹参活血化瘀，《本草正义》"丹参专入血分，其功在于活血行血，内之达脏腑而化瘀滞。"丹参与黄芪共伍，加强通络作用。白蔻仁、土茯苓、络石藤三药合用加强祛湿解毒通络疗效。全方药物合用，有益气养阴、解毒通络、活血化瘀之功效，补而不滞、滋而不腻，标本兼顾，相辅相成，扶正祛邪，协调阴阳、脏腑、气血平衡，使元气旺、瘀浊去、肾体通、邪毒解，达到保肾之目的，加之重视饮食，调整起居，舒达情志，可取得较满意疗效。

4.治病治本实录

实录一　单某，女，58岁，1999年12月11日初诊。

主诉：腰酸水肿口渴1个月。

现证：气短乏力，咽喉不利，睡眠不佳，耳鸣，眼目干涩，大便干，手足麻木，尿多，口渴，起夜，舌淡，苔白，舌体大，脉沉细无力，查空腹血糖19.30 mmol/L，餐后2小时血糖21.80 mmol/L，糖化血红蛋白13.7%，尿糖（3+），尿蛋白（2+），血压150/90 mmHg。

诊断：高血压病2级；消渴肾病（气阴两虚兼瘀毒）

治法：益气养阴，祛湿化浊，通络解毒

处置：予消渴肾安汤加麦冬20克、挂金灯20克、射干15克、金银花20克、玄参20克、当归20克、甘草50克，14剂水煎服。

两周后查空腹血糖17.10 mmol/L，餐后2小时血糖20.80 mmol/L，尿糖（－），尿蛋白（＋），血压140/80 mmHg。效不更方，予消渴肾安汤加减：生地黄、知母、黄连、西洋参、黄芪、玉竹、丹参、益母草、枸杞子、地骨皮、陈皮、生姜、大黄。因小便涩，加车前子、茯苓、泽泻；尿路感染加土茯苓、马齿苋、黄柏、白头翁、金银花。14剂水煎服。

两周后查空腹血糖13.10 mmol/L，餐后2小时血糖17.80 mmol/L，尿糖（－），尿蛋白（＋），血压140/80 mmHg。继续服用上方，知母减为5克，西洋参加至15克，14剂水煎服。

两周后查空腹血糖9.10 mmol/L，餐后2小时血糖13.80 mmol/L，尿糖（＋），尿蛋白（＋），血压130/80 mmHg。予消渴肾安汤加减：丹参15克、黄芪30克、陈皮15克、益母草30克、菟丝子10克、淫羊藿15克、大黄10克、连翘10克、金银花20克、甘草5克、马齿苋20克、白头翁20克、黄柏15克、内金30克、党参10克，14剂水煎服。

再两周后查空腹血糖8.60 mmol/L，餐后2小时血糖10.80 mmol/L，糖化血红蛋白为5.8%，尿糖（－），尿蛋白（－），血压130/80 mmHg。

效不更方，予消渴肾安汤加减方14剂水煎服。后来患者自以为病情已好转，未复诊。

按语：治疗第1阶段，知母减为5克，西洋参加至15克，充分体现了处理"毒"与气阴两虚之间关系的精当之处。在解毒的同时，添加淫羊藿、菟丝子等补肾之品，更说明了这一点。正如《素问·六元正纪大论》曰："有故无殒，亦无殒也。""大积大聚，其可犯也，衰其大半而止，过者死。"

第2阶段，空腹血糖由19.30 mmol/L降至8.60 mmol/L，餐后2小时血糖由21.80 mmol/L降至10.80 mmol/L。尿糖由（3+）转为（－），尿蛋白由（2+）转为（－）。此阶段始终用黄芪、生地黄、丹参、榛花、知母、玉竹、益母草、陈皮、大黄、连翘、黄连、枸杞子、地骨皮、金银花、甘草为主方加减。咽痛则加金莲花、金荞麦；胁痛加延胡索、柴胡；身痛加豨莶草；反复感冒、咽痛予贝母、儿茶研面含服。贝母、儿茶研面含服，是我们常用验方，有清热解毒，润肺利咽之效，因感冒为加重本病的重要诱因，故必须时时含服。

第3阶段，空腹血糖由9.10 mmol/L降至8.60 mmol/L。尿糖由（＋）转为（－），尿蛋白由（＋）转为（－）。此阶段也以上方为主方，不同的是生地黄、知母、人参、黄芪的剂量减少到了最小用量。如皮肤疼痛严重，加苦参；大便干，服大黄仍不通，则酌加芦荟（冲服）。

此病历为消渴肾安汤之灵活应用的典型病历。第3阶段之所以减少生地黄、知母、人参、黄芪的用量，是机体功能已经得到部分恢复，在少用药，甚至不用补益药的情况下，机体自身也能逐渐达到阴平阳秘，精神乃治。

实录二 王某，女，52岁，2005年11月1日初诊。

主诉：口干多饮、尿频量多5年。

现证：倦怠乏力，关节疼痛，夜尿频，自汗盗汗，舌红隐青，苔白，脉沉细无力。血压150/100 mmHg，空腹血糖9.60 mmol/L，餐后2小时血糖12.60 mmol/L，糖化血红蛋白6.6%，果糖胺3.1 mmol/L，尿蛋白（3+）。本病例为消渴日久，毒损肾络，见肾阴亏虚，元气耗损，气虚失摄，精微外泄，故见口渴多饮、倦怠乏力、尿多、尿蛋白不正常。

诊断：消渴肾病（气阴两虚、阴虚阳亢兼瘀毒）

治法：益气养阴，滋阴潜阳，活血、通络、解毒

处置：嘱患者严守"一则八法"，严格控制饮食，静卧静养，低盐、低蛋白饮食。口服糖适平，控制血糖，口服降压药。予消渴肾安汤加减：山萸肉15克、山药15克、党参10克、车前子10克、茯苓15克、泽泻5克、陈皮15克、连翘10克、蝉蜕15克、僵蚕15克、益母草10克、牡蛎50克，7剂，日一剂，水煎取汁，分四次早、午、晚餐后及睡前温服。在常规用药配伍基础上，妙用土茯苓解毒通络（《本草正义》谓"利湿去热，能入络，搜剔湿热之蕴毒"），且用量较大，因其"败毒祛邪，不伤元气"（《本草秘录》）；牡蛎"能益精收涩、止小便，本肾经之药也"（《汤液本草》）。

7天后，查空腹血糖8.40 mmol/L，餐后2小时血糖12.00 mmol/L，尿蛋白（3+），口干多饮减轻，汗出明显，夜尿频，舌质隐青苔黄腻，脉沉细无力。上方加浮小麦15克、芡实15克、金樱子15克，以缩尿止汗；加苍术10克、黄柏10克，以清热利湿。14剂，水煎服。两周后，患者血压130/80 mmHg，空腹血糖6.80 mmol/L，尿蛋白（2+），夜尿无，汗出不明显，舌隐青，苔微黄，上方去芡实、金樱子、浮小麦，加金银花20克、丹参15克，以清热、解毒、化瘀。

1个月后，患者空腹血糖降至6.50 mmol/L，餐后2小时血糖10.00 mmol/L，血压130/80 mmHg，糖化血红蛋白4.8%，尿蛋白（±），口干多饮、尿频不明显，倦怠乏力、关节疼痛减轻，自汗盗汗不明显，舌暗红，苔薄白，脉沉细。上药3剂，加紫河车粉300克研末炒香

封存，每次3克，日三次温水冲服。嘱患者严守"一则八法"，自测空腹血糖及餐后2小时血糖，适寒温，调饮食，定期复查血糖，有变化立刻就诊。随访至今，未见复发。

实录三 付某某，女，57岁，2012年8月16日初诊。

主诉：发现血糖升高8年，腰痛、水肿加重两周。

现证：怕冷，视力减退，腰膝酸软，足趾疼痛，手足麻木，饮食尚可，眠差，尿频（起夜三到四次）、尿急，大便正常，舌质红、边红，中间苔黄，脉沉迟。用甘精胰岛素注射液12 u，晚22时皮下注射，以降血糖。查空腹血糖8.00 mmol/L，餐后2小时血糖10.00 mmol/L，糖化血红蛋白6.8%，血压125/80 mmHg，尿蛋白（＋），尿隐血（2+），尿酸483μmol/L，尿素氮5.40 mmol/L，肌酐181μmol/L。心电图示：心动过缓。本病因消渴日久不愈，痰瘀、湿浊、郁火、燥热、外毒结为毒邪，毒邪入络，损伤膜原，下侵肾络，终至消渴肾病、气阴两虚兼瘀毒证。阴虚液耗，津不上承于口，则见口干、裂纹舌、舌边尖红；气虚则见乏力、气短，肾藏精，肾虚开阖失常，则尿频、尿急，阴虚燥热，热伤血络，则出现尿隐血。

诊断：消渴肾病（气阴两虚兼瘀毒）；氮质血症期，高尿酸血症，心动过缓

治法：益气养阴，活血化瘀，蠲痹除湿解毒通络

处置：消渴肾安汤加减：猫爪草10克、山慈菇10克、秦艽10克、秦皮10克、车前子10克、茯苓15克、泽泻5克、薏苡仁30克，7剂，日一剂，每次100毫升，早、午、晚饭后及睡前温服。予灌肠方：土茯苓100克、大黄（后下）10克、枳实10克、厚朴10克、生牡蛎（先煎）50克、制附子5克、黄芪50克、金银花20克，7剂，一日一剂，每晚水煎取汁100毫升，睡前30分，保留灌肠。另嘱患者严守"一则八法"，严守糖尿病肾病饮食，忌食肉类、豆制品等高蛋白饮食，避免劳累，调情志。

　　一周后患者查尿蛋白（±），尿隐血（+），空腹血糖5.96 mmol/L，餐后2小时血糖8.00 mmol/L，上方7剂，水煎服，配以六味地黄丸、血府逐瘀胶囊口服。

　　再诊时，查空腹血糖5.80 mmol/L，餐后2小时血糖8.00 mmol/L，尿蛋白（±），尿隐血（±），上方加人参10克，14剂，水煎服。另予紫河车100克，3克/次，日两次温水冲服。连用上方21剂，患者尿常规各项均正常，空腹血糖波动在5.30~5.80 mmol/L，餐后2小时血糖波动在5.10~6.50 mmol/L，尿酸391μmol/L，餐后2小时血糖7.80 mmol/L，糖化血红蛋白5.4%，尿素氮5.60 mmol/L，肌酐83μmol/L。上方7剂，4剂水煎服，余3剂研面，加紫河车粉300克，研末炒香封存，每次3克，日三次温水冲服。嘱患者严守"一则八法"，自测空腹血糖及餐后2小时血糖，适寒温，调饮食，定期复查血糖，有变化立刻就诊。随访至今，未见复发。

　　实录四　房某，男，24岁，2007年8月2日初诊。

　　主诉：发现血糖升高2年，腰痛加重两周。

　　现证：气短，乏力，腰酸腿痛，四肢麻木，耳鸣，足跟微痛，咽喉不适，尿频，眠差，大便难，舌质红，苔薄白，脉弦滑。曾在某医院确诊为糖尿病，服用二甲双胍、糖适平等口服降糖药治疗，但疗效欠佳，现自行停用一切西药治疗。今查血压125/75 mmHg，尿隐血（2+），尿蛋白（3+），空腹血糖7.10 mmol/L，餐后2小时血糖9.10 mmol/L，糖化血红蛋白6.3%，心电图正常，肾功正常。

　　诊断：消渴肾病（气阴两虚兼瘀毒证）

　　治法：益气养阴，活血化瘀，通络解毒

　　处置：消渴肾安汤加减：加承气汤，7剂，水煎服。日一剂，分早、中、晚餐后及睡前口服100毫升。方中重用黄芪，主补气，《名医别录》"补脏腑虚损，五劳羸瘦，止渴，腰痛。"枸杞子补肾滋阴，《本草经疏》"润而滋补,兼能退热,而专于补肾⋯⋯"覆盆子酸甘,归肝肾经,补肝肾之阴,固精缩尿。加用金荞麦、金莲花、紫荆皮、木蝴蝶、郁金、马勃等清咽利喉。上几味药物合用治肾而取之咽喉,所谓下病治上的中医治疗特色。在尿隐血的治疗上用了活血化瘀及止血药进行了治疗。本方中土茯苓、覆盆子、络石藤、五倍子、白蔻仁,主要用于治疗本病的尿蛋白阳性。五倍子酸涩,归肺肾经,收敛固涩作用较强,固精止遗止血,《本草纲目》"其味酸咸,能敛肺止血,化痰饮。"白蔻仁辛香温散,作用偏于中上二焦,功善化湿行气,《本草备要》"除寒燥湿。"络石藤苦泄走窜,微寒清热,入心肝血分,能祛风通络、凉血消肿、通络之功较强。土茯苓甘淡而平,功善除湿解毒,《本草正义》"土茯苓,利湿祛热,能入络,搜剔湿热之蕴结毒。"丹参活血化瘀,《本草正义》"丹参专人血分,其功在于活血行血,内之达脏腑而化瘀滞。"丹参与黄芪共伍,加强通络作用。白蔻仁、土茯苓、络石藤三药合用加强祛湿解毒通络疗效。全方合用攻补兼施,扶正祛邪,协调阴阳、脏腑、气血平衡,使元气旺,达到了益气养阴、解毒通络、清咽利喉、护肾的疗效。嘱患者严守"一则八法",避免劳累,避风寒,保持心情舒畅,加以控制饮食,尽量卧床休息。

一周后复诊,患者腰痛、腿痛、乏力症状微减轻,舌质红,苔薄白,脉弦滑,空腹血糖6.10 mmol/L,餐后2小时血糖8.10 mmol/L,尿隐血(-),尿蛋白(2+)。说明此方有效,再给予上方7剂,水煎服。日一剂,分早、中、晚餐后及睡前口服100毫升。

服药14天后,患者微有感冒症状,鼻塞、声重、咳嗽、怕冷,微有腹泻,舌质红,苔薄白,脉浮数,尿隐血(±)、尿蛋白(3+)。上方的基础上加荆芥、防风、白术各10克,给予7剂水煎服,患者感冒症状好转,腰痛、乏力症状好转,自诉无明显症状,舌质红,苔薄白,脉弦滑,空腹血糖6.10 mmol/L,餐后2小时血糖7.80 mmol/L,尿隐血(+),尿蛋白

（＋）。上方去荆芥、防风，给予7剂水煎服。

再复诊时，患者无明显症状，舌质红，苔薄白，脉弦滑，尿隐血（＋）、尿蛋白（－），给予上方7剂，服法同前。

一周之后就诊，患者症状明显好转，舌质红，苔薄白，脉沉缓。空腹血糖6.10 mmol/L，餐后2小时血糖7.80 mmol/L，糖化血红蛋白4.3%，尿隐血（－），尿蛋白（－），给予上方7剂。之后连续2个月查尿常规均正常，肾功正常。给予7剂，3剂为面，余4剂水煎服，早、晚服120毫升；面药3克，中午和睡觉前温水冲服。达到临床治愈，嘱患者严守"一则八法"，自测空腹血糖及餐后2小时血糖，适寒温，调饮食，定期复查血糖，有变化立刻就诊。随访至今，未见复发。

实录五　吕某，男性，51岁，2007年11月29日初诊。

主诉：发现血糖升高10年，口渴加重一周。

现证：气短，乏力，晨起眼睑水肿，消瘦，体重减轻5千克，舌质红，紫暗，苔白，地图舌，脉沉细。

患者糖尿病史10年，某医院确诊为糖尿病，胰岛素抵抗。曾用胰岛素控制血糖，早用20 u皮下注射，强化治疗一个月后停用。空腹血糖16 mmol/L，餐后2小时血糖22 mmol/L，糖化血红蛋白10.4%，尿酸450μmol/L，尿糖（4+），尿隐血（2+），尿蛋白（3+）。既往痛风史3年。患者素体肾虚，加之消渴病变日久，失治或治不得法，导致气阴两虚，湿、热、郁、瘀等邪不能及时化解，而停留于体内，损伤经脉，甚者传化，毒邪攻冲走窜，循经入络，波及肾脏，瘀于肾络，使瘀毒再生，形成恶性循环。致使肾络肿胀，肾之体用皆伤。此患者口干、口渴、气短、乏力，属气阴两虚，舌质暗为有瘀之象，故为气阴两虚夹瘀毒之证，应以益气养阴、活血祛瘀、解毒通络为法。

诊断：消渴肾病（气阴两虚夹瘀）；痛风

治法：益气养阴，通络解毒

处置：消渴肾安汤加减：陈皮15克、土茯苓100克、茜草15克、白茅根50克、藕节30克、小蓟10克，15剂水煎服。120毫升/次，一日四次温服，并结合控制饮食治疗与运动疗法。方中生地，滋阴清热，甘寒生津；知母"下则润肾燥而滋阴，上则清肺金而泻火"（《本草纲目》）。上二药，清润肺肾、润燥泻火，为君药。地骨皮"入肺降火，入肾凉血"（《本草求真》）；玉竹，清肺润胃，生津止渴，《日华子本草》"除烦闷，止渴。"上药，入阴退火，共为臣药。人参"补元气、止渴，生津液"（《医学启源》）；黄芪，益气升阳，《医学衷中参西录》云"消渴之证，多由元气不升"。此二药升阳补气，使阳升而阴应，有云行雨布之妙义，可气阴两补、平而不峻、补而不滞、润而不腻，共为佐药。加入白茅根、藕节、小蓟以注重止血。

半月后，患者口干、口渴微有好转，舌质红、紫暗，苔黄腻，脉沉弦。空腹血糖13 mmol/L，餐后2小时血糖19 mmol/L，尿糖（2+），尿隐血（－），尿蛋白（2+），效不更方，继续服用上方，15剂，水煎服。

三诊，患者口干、口渴消失，仍气短、乏力，舌质红、紫暗，苔微黄，脉沉弦。空腹血糖11 mmol/L，餐后2小时血糖16 mmol/L，尿糖（－），尿隐血（－），尿蛋白（＋）。此络脉有瘀、血不归经，加穿山甲、血竭，活血祛瘀、止血。继续服用上方，15剂，水煎服，且上方人参的量加到20克，再加穿山甲（先煎）6克、血竭（冲服）3克。

此方共服45剂，患者病情稳定，再次就诊时，已无明显不适症状，舌质红，苔微黄，脉弦。空腹血糖9 mmol/L，餐后2小时血糖13 mmol/L，尿糖（－），尿隐血（－），尿蛋白（－）。继续用药，人参、枸杞子、生地、知母、玉竹、地骨皮、黄连、穿山甲、血竭、络石藤各10克，白豆蔻10克、五倍子10克、覆盆子10克、蝉蜕15克、菟丝子10克、淫羊藿10克、仙茅10克、九香虫10克。此方服15剂，空腹血糖7.90 mmol/L，餐后2小时血糖10.00 mmol/L，尿糖（－），尿隐血（－），尿蛋白（－）。15

剂药服完后又加菟丝子、淫羊藿、仙茅等益肾通络之剂，服15剂，以巩固疗效。嘱患者严守"一则八法"，自测空腹血糖及餐后2小时血糖，适寒温，调饮食，定期复查血糖，有变化立刻来院就诊。

该患于2008年6月28日，痛风发作而复诊，症见足趾关节疼痛，无痛风石，尿常规正常，尿酸700μmol/L。处方：土茯苓100克、白茅根50克、地榆30克、大黄（后下）10克、厚朴10克、枳实10克、牡蛎50克（先煎）、车前子（包煎）10克、猫爪草10克、豨莶草30克、秦艽10克、秦皮10克、穿山龙10克、伸筋草10克、威灵仙10克、苏木10克、木瓜15克、白芍20克、甘草5克，15剂水煎服，120毫升/次，一日四次温服。

外洗方：苏木15克、伸筋草15克、防风15克、苦参10克、土茯苓100克、威灵仙15克、大黄10克、蜂房10克，7剂水煎浴足。

服药后，患者病情好转。空腹血糖6.90 mmol/L，餐后2小时血糖8.00 mmol/L，尿糖（－），尿隐血（－），尿蛋白（－），尿酸497μmol/L。上方加络石藤10克、白豆蔻10克、五倍子10克、覆盆子10克，15剂水煎服。

药后，患者关节疼痛稍好转。查尿蛋白（＋），尿酸489μmol/L，餐后2小时血糖7.60mmol/L。处方：茯苓15克、泽泻5克、大黄（后下）10克、厚朴10克、枳实10克、牡蛎（先煎）50克、蝉蜕15克、僵蚕10克、白豆蔻10克、五倍子5克、覆盆子10克、络石藤10克、陈皮10克、益母草10克、丹参15克、党参10克、黄芪50克，15剂水煎服。

服完后，患者无明显症状，舌质红，苔薄白，脉弦。空腹血糖6.90 mmol/L，餐后2小时血糖8.00 mmol/L，糖化血红蛋白4.7%，尿糖（－），尿隐血（－），尿蛋白（－），尿酸382μmol/L。续用上方，15剂水煎服。

再诊时，患者已无明显症状，舌质红，苔薄白，脉弦。尿糖（－），尿隐血（－），尿蛋白（－）。上方5剂研面，3克/次，日三次，温水冲服。随访2年未见复发。

实录六 张某，女，55岁，2009年4月7日初诊。

主诉：口干渴、多饮4年，加重1年。

现证：口渴喜饮，倦怠乏力，手足麻木，偶有夜间盗汗，腰酸，关节疼痛，舌质暗红，苔薄白干，脉沉细。至某医院查空腹血糖高于正常值（具体数值不详），诊断为"2型糖尿病"，未加以重视，未系统监测血糖。1年前口干渴、多饮症状加重，测空腹血糖9.30 mmol/L，餐后2小时血糖13.00 mmol/L，糖化血红蛋白8.2%，自行口服糖适平，未系统监测血糖，症状有所好转，自行停用口服降血糖药物。6个月前，乏力症状明显，查尿蛋白（2+），空腹血糖7.30 mmol/L，餐后2小时血糖12.00 mmol/L，诊断为"糖尿病肾病"。既往高血压病史30年，最高血压可达180/120 mmHg。目前应用非洛地平片5毫克，日一次口服；倍他乐克27.50毫克，日一次口服。今查空腹血糖8.80 mmol/L，餐后2小时血糖12.90 mmol/L，尿蛋白（2+）。肾脏彩超示：双肾集合系统紊乱，右肾囊肿，肾功能正常。体质指数26.20 kg/m²，血压140/80 mmHg。毒邪贯穿于糖尿病肾病的始终，血瘀为糖尿病肾病病机转化之枢纽。本病是一复合病因综合作用的病证。故辨证准确，用药得当，治疗效果才够明显。

诊断：消渴肾病（气阴两虚兼瘀毒）

治法：益气养阴，通络解毒

处置：消渴肾安汤加土茯苓60克、益母草15克。上方7剂水煎服，取汁100毫升，早、午、晚餐后30分钟及睡前，日四次口服。嘱患者严守"一则八法"，严格控制饮食。饮食选择上，主食以大米、小米、二米、荞麦为主，搭配新鲜蔬菜。不吃过咸及过甜食物，面食、粥、水果、禁酒、禁烟，禁食脂肪、蛋白含量高的食物和豆制品。方药有益气养阴、解毒通络、活血化瘀之功效。补而不滞，滋而不腻，标本兼顾，扶正祛邪，协调阴阳、脏腑、气血平衡，使元气旺、瘀浊去、肾体通、邪毒解，达到保肾之目的，加之重视饮食，调整起居，舒达情志，方能取得满意疗效。

一周后，患者自测空腹血糖为7.30 mmol/L，餐后2小时血糖10.00 mmol/L，尿蛋白（2+），尿白细胞28.03HP/L，血压145/80 mmHg，舌质暗红，苔薄白干，脉沉细。患者自述尿频症状明显，上方加白头翁15克、马齿苋20克、黄柏10克，以清热除湿，7剂水煎服，配合饮食及运动治疗。两周后，查空腹血糖为7.10 mmol/L，餐后2小时血糖9.00 mmol/L，尿蛋白（+），血压140/80 mmHg，舌质暗红，苔薄白干，脉沉细。患者倦怠乏力症状有所缓解，口渴多饮有所改善，睡眠欠佳，上方加酸枣仁15克、柏子仁30克，以养心安神。7剂后，患者空腹血糖为6.40 mmol/L，餐后2小时血糖8.00 mmol/L，尿蛋白（+）。患者自述乏力症状明显好转，口干渴改善，饮水量一日1.8升左右，睡眠质量有所改善。上方去白头翁、马齿苋、黄柏，14剂水煎服，继续治疗，嘱患者严格控制饮食，定时运动。

治疗半月后，患者空腹血糖为7.40 mmol/L，餐后2小时血糖8.60 mmol/L，尿蛋白（2+），血压140/80 mmHg，舌质暗红，苔薄白干，脉沉细。患者自述就诊前一天中午吃了土豆炖牛肉，口干渴、乏力等症状未加重，但眼部干涩明显，睡眠尚可，二便正常。上方加菊花15克，以清肝明目，14剂水煎服。蛋白饮食的控制在糖尿病肾病治疗中占有极其重要的地位，嘱患者严格控制饮食，执行运动疗法。一周后，患者空腹血糖为6.50 mmol/L，餐后2小时血糖7.80 mmol/L，尿蛋白（±），血压140/80 mmHg，舌质暗红，苔薄白干，脉沉细。患者口渴、多饮明显缓解，无明显手足心热，关节疼痛较前好转，睡眠较好，二便正常。上方去酸枣仁、柏子仁，继续14剂水煎服。

两周后，查空腹血糖为6.10 mmol/L，餐后2小时血糖7.80 mmol/L，尿蛋白（−），血压140/80 mmHg，舌质暗红，苔薄白干，脉沉。患者口渴多饮、倦怠乏力症状明显改善，无盗汗、手足心热症状，关节疼痛症状较前明显缓解。症状上明显改善，理化检查尿蛋白转阴，继续上方14剂水煎服，以巩固疗效。

又两周后，患者就诊查空腹血糖6.10 mmol/L，餐后2小时血糖7.80 mmol/L，糖化血红蛋白3.6%，尿蛋白（－），血压140/80 mmHg，舌质暗红，苔薄白干，脉沉。经过消渴肾安汤剂的治疗，已达到糖尿病肾病的临床治愈。给予7剂，3剂为面，加紫河车粉300克研末炒香封存，每次3克，日三次，温水冲服；余4剂，一剂水煎120毫升，早、晚各温服。嘱患者严守"一则八法"，自测空腹血糖及餐后2小时血糖，适寒温，调饮食，定期复查血糖，有变化立刻就诊。随访至今，未见复发。

实录七 金某某，男，52岁，2009年7月21日初诊。

主诉：发现血糖升高4年，口干、怕热加重一周。

现证：腰酸，倦怠乏力，手足麻木，尿频，皮肤瘙痒，右眼视力下降，怕热，舌红少苔，脉沉。某医院确诊为糖尿病、胰岛素抵抗，用精蛋白生物合成人胰岛素注射液早22 u、晚20 u，餐前30分钟皮下注射。理化检查：空腹血糖11.75 mmol/L，餐后2小时血糖17.80 mmol/L，糖化血红蛋白9.2%，尿隐血（－），尿蛋白（3+）。

赵佶《圣济总录》中提出"消肾"病名，并曰："消渴久，肾气受伤，肾主水，肾气虚衰，气化失常，开阖不利，能为水肿。"明确指出消渴久，可导致肾气虚损。又云："消渴饮水过多，久则渗漏胎膏，脱耗精液，下流胞中，与水液浑浊，随小便利下高凝，故谓之消渴小便白浊也。"这种尿浊为精微物质下漏所致，就是现在的尿蛋白。消渴肾病是由消渴日久不愈，内生湿浊、郁火、痰瘀、燥热、毒邪而互结为毒，毒损肾络，发为消渴肾病。毒邪是一个共性因素，寓于诸邪之中，若抓住了毒邪这一关键病理环节，可谓抓住了根本。

诊断：消渴肾病（气阴两虚兼瘀毒证）；胰岛素抵抗

治法：益气养阴，活血化瘀，解毒通络

处置：消渴肾安汤加减，日一剂，每次100毫升，早、午、晚饭后及睡觉前温服。嘱患者严守"一则八法"，严格控制糖尿病肾病饮食，避免劳累，静卧疗养。

一周后，查空腹血糖9.80 mmol/L，餐后2小时血糖13.80 mmol/L，尿隐血（－），尿蛋白（＋），腰酸、尿频减轻。继续予上方14剂后，患者复诊查尿隐血（－），尿蛋白（－），空腹血糖8.80 mmol/L，餐后2小时血糖11.80 mmol/L。诸症减轻，近日自觉乏力，上方加黄精50克。继续用药14剂后，患者尿隐血（－），尿蛋白（±），空腹血糖7.90 mmol/L，餐后2小时血糖10.80 mmol/L。偶有头晕，上方加钩藤40克、牛膝10克，继续用药14剂。半月余，患者按时就诊，查尿隐血（－），尿蛋白（－），空腹血糖6.40 mmol/L，餐后2小时血糖7.80 mmol/L。头晕减轻，自述视物模糊，上方加青葙子10克、决明子10克。用药7剂后，查尿隐血（－），尿蛋白（±），空腹血糖5.0 mmol/L，无明显不适。继续服上方20天后，患者查尿隐血（－），尿蛋白（－），空腹血糖6.00 mmol/L，餐后2小时血糖7.00 mmol/L，糖化血红蛋白5.3%。嘱患者严守"一则八法"，自测空腹血糖及餐后2小时血糖，适寒温，调饮食，定期复查血糖，有变化立刻就诊。随访至今，未见复发。

实录八 杨某，男性，48岁，2010年1月6日初诊。

主诉：发现血糖升高14年，加重1周。

现证：患者糖尿病史14年，肾病史4年。口干，口渴，乏力，腰酸膝软，晨起眼睑水肿，倦怠乏力，手足麻木，消瘦约5千克，舌质紫暗，苔黄，脉沉弦。某医院确诊为糖尿病、胰岛素抵抗，用胰岛素治疗，精蛋白生物合成人胰岛素注射液早18 u、晚14 u，餐前30分钟皮下注射。查空腹血糖10.00 mmol/L，餐后2小时血糖15.00 mmol/L，糖化血红蛋白6.6%，血压140/90 mmHg，尿蛋白（2+），尿隐血（±）。

诊断：消渴肾病（气阴两虚兼瘀毒证）；胰岛素抵抗

治法：益气养阴，解毒通络

处置：消渴肾安汤加槟榔5克、草果10克、厚朴10克，用药14剂，水煎服，日一剂，120毫升/次，于早、午、晚餐后及睡前分四次温服。槟榔除瘴气、厚朴破戾气、草果祛伏邪，此三味药合用直达巢穴，使邪气溃败，速离膜原，共奏调散膏、达膜原之意。两周后，查空腹血糖8.50 mmol/L，餐后2小时血糖13.00 mmol/L，尿蛋白（±），尿隐血（－）。据患者症状加黄精50克，用药14剂，水煎服。

两周后，复查空腹血糖6.70 mmol/L，餐后2小时血糖9.20 mmol/L，尿蛋白（－），尿隐血（－）。效不更方，继续服用上方14剂，再两周后，复查空腹血糖6.50 mmol/L，餐后2小时血糖7.90 mmol/L，尿蛋白（－），尿隐血（－）。给予7剂，3剂为面，加紫河车粉300克研末炒香封存，每次3克，日三次，温水冲服；余4剂，一剂水煎120毫升，早、晚各温服，4剂服完，临床已治愈。嘱患者严守"一则八法"，自测空腹血糖及餐后2小时血糖，诺和灵30R减为早10 u、晚8 u。适寒温，调饮食，定期复查血糖，有变化立刻就诊。随诊半年，空腹血糖维持在6.60 mmol/L以内，餐后2小时血糖控制在8.60 mmol/L以内，糖化血红蛋白为3.6%，尿常规正常。随访至今，未见复发。

实录九 陈某，男，72岁，2010年1月19日初诊。

主诉：发现血糖升高3年，出现尿蛋白一周。

现证：腰酸膝软，晨起眼睑水肿，咽喉不利，倦怠乏力，手足麻木，汗出，怕冷，大便稀，小便频，饮食不控，舌质红，少苔，脉沉细无力。糖尿病史3年，某医院确诊为糖尿病、胰岛素抵抗，用胰岛素治疗，现注射胰岛素（早13 u、晚11 u）治疗。查空腹血糖12.60 mmol/L，餐后2小时血糖16.60 mmol/L，糖化血红蛋白8.9%，尿蛋白（2+），尿隐血（－）。

诊断：消渴肾病（气阴两虚兼瘀毒）；胰岛素抵抗

治法：益气养阴，活血化瘀，解毒通络

处置：消渴肾安汤加地榆15克、黄精50克、土茯苓60克，并嘱患者严格控制饮食，适量运动，记录每天的饮食及活动情况。方中黄芪、人参、生地、知母、玉竹、五味子、黄连、枸杞子、黄精，可滋阴清热、益气养阴，兼顾治疗消渴本病。土茯苓用量60克，有祛湿、除瘀、化浊之功效。余药随证加减，共奏益气养阴、清热解毒、祛瘀通络之功效。方中黄芪、黄精用量均50克，起到补益气血之功，气足则血行，血行则瘀自除。7剂，水煎服，日一剂，每次100毫升，早、午、晚饭后及睡觉前温服。服药一周后，空腹血糖10.60 mmol/L，餐后2小时血糖13.60 mmol/L，患者乏力症状减轻，余无不适，舌质红，苔白，脉弦滑，尿蛋白（＋）。继续予上方7剂后，患者自述偶有口渴，舌质红苔白，脉弦滑，尿蛋白（2+），上方加葛根20克、石斛10克，7剂。上药服完后查空腹血糖9.60 mmol/L，餐后2小时血糖11.60 mmol/L，患者无明显不适症状，舌质红苔白，脉弦滑，尿蛋白（＋），继续服用上方14剂。

患者偶感风寒，流涕，咽痛，舌质红、苔白，脉浮数而弦，尿蛋白（2+）。因天气变化，患者感受外邪，故在上方中加入荆芥10克、防风10克、胖大海10克，7剂水煎服。一周后，患者感冒痊愈，但自述周身乏力，舌质红，苔白腻，脉弦滑，空腹血糖8.60 mmol/L，餐后2小时血糖10.60 mmol/L，尿蛋白（＋）。上方去荆芥、防风、胖大海，加佩兰10克、白术10克，7剂，水煎服。

一周后，患者自述无明显不适，舌质红，苔白腻，脉弦滑。空腹血糖8.00 mmol/L，餐后2小时血糖11.00 mmol/L，尿蛋白（＋），继续服用上方14剂。

两周后，患者乏力明显减轻，失眠多梦，舌质红苔薄白，脉弦滑。空腹血糖7.60 mmol/L，餐后2小时血糖9.60 mmol/L，尿蛋白（－），上方

12剂水煎服。给予紫河车粉100克，日两次，一次3克冲服以益肾养精、补血活血。两周后，患者自觉体力增加，饮食正常，舌质红，苔薄白，脉弦滑，尿蛋白（－）。上方7剂，服法同前，一周后就诊，患者自述无明显不适，舌质红，苔薄白，脉弦滑，空腹血糖6.60mmol/L，餐后2小时血糖8.60mmol/L，尿蛋白（－）。效不更方，上方14剂，服法同前，每周随诊，患者自述无明显不适，睡眠尚可，舌质红，苔白，脉弦。空腹血糖6.00mmol/L，餐后2小时血糖7.80mmol/L，糖化血红蛋白5.1%，血糖正常，尿蛋白（－）。上方3剂研面，加紫河车粉300克炒香封存，每次3克，日三次，温水冲服。并嘱患者严守"一则八法"，合理控制饮食，密切监测血糖，定期检查尿常规，变化随诊。

一个月后复查，血糖控制理想，嘱患者继续服用面药。随访至今，未见复发。

实录十 晏某，男，79岁，2010年2月20日初诊。

主诉：口干、口渴6年，关节疼痛2年，加重两周。

现证：糖尿病6年，痛风2年。口干，口渴，气短，乏力，易饥，尿频、尿急，腰酸痛，足趾关节疼痛，无痛风石，后背痛，咽痛，舌边尖红，苔薄黄有裂纹，脉弦缓。某医院确诊为糖尿病肾病、痛风、胰岛素抵抗，用精蛋白生物合成人胰岛素注射液早16u、晚8u，餐前30分钟皮下注射以降血糖。查空腹血糖6.60mmol/L，餐后2小时血糖8.60mmol/L，糖化血红蛋白6.7%，血压140/90mmHg，尿蛋白（3+），尿隐血（3+），尿酸489μmol/L，尿素氮6.20mmol/L，肌酐174μmol/L。

本病因消渴日久不愈，痰瘀、湿浊、郁火、燥热、外毒结为毒邪，毒邪入络，损伤膜原，下侵肾络，终至消渴肾病气阴两虚兼瘀毒证。阴虚液耗，津不上承于口，则见口干、裂纹舌、舌边尖红；气虚则见乏力、气短；肾藏精，肾虚开阖失常，肾之精微外漏，则尿频，出现尿蛋白；阴虚燥热，热伤血络，则出现尿隐血。

诊断：消渴肾病（气阴两虚兼瘀毒）；痛风，胰岛素抵抗

治法：益气养阴，活血通络，蠲痹除湿，解毒导邪

处置：消渴肾安汤加减：猫爪草10克、山慈菇10克、秦艽10克、秦皮10克、车前子10克、茯苓15克、泽泻5克、薏苡仁30克，7剂，日一剂，每次100毫升，早、午、晚饭后及睡前温服。

灌肠方：大黄10克、厚朴10克、枳实10克、牡蛎50克、土茯苓100克、黄芪50克、制附子5克、金银花20克。4剂，两日一剂，每晚水煎取汁100毫升，保留灌肠。

另嘱患者严守"一则八法"，严守糖尿病饮食，忌食肉类、豆制品等高蛋白饮食，避免劳累，调情志。

上述中药口服汤剂连用了28剂后，患者腰酸、背痛、口干减轻，查空腹血糖6.90 mmol/L，餐后2小时血糖7.90 mmol/L，已将胰岛素剂量改为早14 u、晚6 u。查肌酐164μmol/L，尿酸380μmol/L，尿蛋白（2+），尿隐血（2+）。效不更方，连服上方28剂后，患者口干、易饥好转，仍有乏力。查尿蛋白（3+），尿隐血（2+），空腹血糖6.00 mmol/L，餐后2小时血糖7.80 mmol/L，肌酐134μmol/L，尿酸348μmol/L。另予紫河车粉，每次2克，日两次，温水冲服，以温肾补精、阴阳双补。

上方28剂后，患者就诊时出现双腿水肿，仍有腰酸、背痛、乏力，舌质暗有瘀斑，查空腹血糖7.00 mmol/L，餐后2小时血糖9.80 mmol/L，肌酐134μmol/L，尿酸348μmol/L，尿蛋白（2+），尿隐血（+）。上方加赤芍10克、川芎5克、当归10克、地龙10克、桃仁10克、红花10克，以活血化瘀，用药12剂水煎服。另予防己10克、牛膝10克、薏苡仁30克、土茯苓60克、百部5克、金银花20克、蒲公英10克、地丁10克、苏木15克、土鳖虫5克、木瓜15克，水煎3升每次，外用浴足，以解毒除湿，活血祛瘀。服上方12剂后，患者乏力改善，尿蛋白（2+），尿隐血

（2+）。连服上方20剂，患者自述乏力、头晕，仍有畏寒、尿频，查空腹血糖6.90 mmol/L，餐后2小时血糖8.30 mmol/L，肌酐114μmol/L，尿酸353μmol/L，尿素氮7.00 mmol/L，尿蛋白（＋），尿隐血（＋）。上方加淫羊藿10克、巴戟天10克、金樱子10克、诃子10克、芡实10克，以补肾助阳、固精缩尿。

服上方12剂后，患者症状明显好转，尿蛋白（－），尿隐血（±），尿素氮5.70 mmol/L。上方加蚤休10克、爵床20克，以活血化瘀。上方治疗一个月后，患者尿频好转，水肿、乏力减轻，自述空腹、餐后2小时血糖均在正常范围，嘱患者将胰岛素改为早8 u，晚不注射胰岛素。且查尿常规正常，空腹血糖6.30 mmol/L，餐后2小时血糖7.90 mmol/L，尿素氮2.50 mmol/L，肌酐96μmol/L，尿酸378μmol/L。效不更方，服用上方15剂，水煎服，一剂服两天。一个月后，患者就诊时，有口苦、恶心、心烦症状，尿蛋白（－），尿隐血（－），诊为湿热中阻、肝胃失和。

上方加黄连、苏叶，清心热、泻胃火、燥湿除痞。连用12剂后，尿常规正常，查空腹血糖7.10 mmol/L，餐后2小时血糖8.60 mmol/L，糖化血红蛋白5.4%，尿素氮2.50 mmol/L，肌酐90μmol/L，尿酸378μmol/L，尿蛋白（－），尿隐血（－），患者状态良好，病情稳定，无明显症状。

治疗过程中，辨证求因，审因论治，随证加减，治病治本，最终得到满意疗效，达到临床治愈。上方3剂研面，加紫河车粉300克炒香封存，每次3克，日三次，温水冲服。并嘱患者严守"一则八法"合理控制饮食，密切监测血糖，定期检查尿常规，变化随诊。

实录十一 刘某，女，45岁，2010年3月23日初诊。

主诉：发现血糖升高5年，出现尿蛋白1年，口渴加重一周。

现证：乏力，尿频，易饥，腰膝酸痛，手足麻木，大便干，失眠梦多，耳鸣，舌质红，苔微黄，脉沉细。某医院确诊为糖尿病肾病，用诺和灵30R，早12 u、晚10 u，皮下注射以降血糖。理化检查：尿隐血（±），尿蛋白（2+），空腹血糖8.00 mmol/L，餐后2小时血糖11.60 mmol/L，糖化血红蛋白8.6%。

诊断：消渴肾病（气阴两虚兼瘀毒）

治法：益气养阴，活血化瘀，通络解毒

处置：消渴肾安汤加土茯苓60克、生地10克、党参10克，7剂，水煎服，日一剂，每次100毫升，早、午、晚饭后及睡觉前温服。另嘱患者严守"一则八法"，严守糖尿病饮食，忌食肉类、豆制品等高蛋白饮食，避免劳累，调情志。

上方服用7剂后，患者尿频、腰痛、乏力诸症减轻，复查尿常规正常。患者自述易困，上方加白术10克以醒脾。连续服用12剂后复诊，查尿隐血（－），尿蛋白（2+），空腹血糖6.60 mmol/L，餐后2小时血糖8.60 mmol/L。嘱其将胰岛素剂量改为早12 u、晚8 u。因患者口干症状减轻不明显，故上方加人参10克、葛根10克，以养阴生津。

服用12剂，就诊时查尿常规正常，空腹血糖6.10 mmol/L，餐后2小时血糖8.20 mmol/L。患者自述视物模糊，上方加决明子10克，以清肝明目，7剂水煎服。一周后，患者查尿隐血（－），尿蛋白（＋），空腹血糖6.60 mmol/L，餐后2小时血糖8.00 mmol/L，继服上方14剂。两周后，另给予紫河车粉200克，每次3克，日两次，温水冲服，以温肾补精、益气养血。

再用12剂，两周后复诊，查尿隐血（－），尿蛋白（＋），空腹血糖6.20 mmol/L，餐后2小时血糖7.90 mmol/L。嘱其将胰岛素剂量调为早10 u、晚8 u。因患者尿常规检查已无尿隐血，故去掉止血的药物，重起方7剂，日一剂水煎服。一周后，查尿隐血（－），尿蛋白（－），空腹血糖6.20 mmol/L，餐后2小时血糖8.00 mmol/L，糖化血红蛋白5.6%。患者诸症明显好转，继续服用上方14剂，其间一周化验一次尿常规，均正常。再连续用12剂。

再次就诊，患者神清气爽，无明显症状，尿常规正常。在治疗过程中注重辨证求因，审因论治，随证加减，配合控制饮食，调摄起居，故达到满意的疗效。予上方3剂研面，加紫河车粉300克炒香封存，每次3克，日三次，温水冲服。并嘱患者严守"一则八法"合理控制饮食，密切监测血糖，定期检查尿常规，变化随诊。随访半年，患者无不适感，如常人上班工作。

实录十二 李某，女，58岁，2010年7月11日初诊。

主诉：发现血糖升高12年，出现尿蛋白1年，多饮、多尿近半年。

现证：患者糖尿病病史12年，小便混浊，眼睑、下肢水肿，消瘦，体重减轻7.5千克，足跟痛，乏力，头晕，足心热，耳鸣，盗汗，夜尿两到三次，饮食欠佳，眠差，大便正常，舌质红，苔微黄，脉弦大。某医院确诊为糖尿病肾病，用诺和灵30R，早18u、晚22u，皮下注射以降血糖。查尿蛋白（2+），空腹血糖12.60mmol/L，餐后2小时血糖17.90mmol/L，糖化血红蛋白11.6%。此患为肾气虚，气虚失固，故饮一溲一，精微下漏。清朝尤怡《金匮翼》曰："消渴有三：一渴而饮水多，小便数，有脂如麸片，甜者是消渴也。"《金匮要略》"男子消渴，小便反多，以饮一斗，小便一斗，肾气丸主之。"眼睑及下肢水肿为肾气不化，而水饮停留于内，应治以益气养阴为法。然此患者现消渴已日久，邪毒入于肾，损伤肾络，肾之体用已伤，而引起消渴肾病。应先解毒通络，以复肾之体用为先。

诊断：消渴肾病（气阴两虚兼瘀毒）

治法：益气养阴，化瘀保肾，通络解毒

处置：以消渴肾安汤为主酌情加减，7剂水煎服，日一剂，一次口服120毫升，早、午、晚餐后及睡前分四次服，并嘱患者严格控制饮食。服药一周后，患者乏力、头晕明显减轻，余症仍在，舌质红，苔微黄，脉弦大。查尿蛋白（－），空腹血糖9.50mmol/L，餐后2小时血糖

13.90 mmol/L。嘱患者控制饮食，注意休息。

上方一直服用到21剂。患者水肿渐消，自觉口渴明显，舌质红、苔微黄、脉弦大。尿蛋白（－），空腹血糖6.30 mmol/L，餐后2小时血糖8.90 mmol/L。上方加天花粉10克以滋津液，服用到21剂，患者仍口渴，多饮多尿，小便混浊，舌质红，苔微黄，脉弦大。查尿蛋白（－），空腹血糖8.90 mmol/L，餐后2小时血糖11.90 mmol/L。

再服用21剂，经两个月的治疗，尿中蛋白已消失，患者水肿也消失。因此重起方：人参10克、生地15克、寸冬20克、土茯苓60克、五味子30克、知母15克、玉竹20克、葛根30克、黄连30克、黄精50克、黄芪50克、地骨皮20克、枸杞子30克、丹参20克。14剂，水煎服，服法如前。

用人参、寸冬、五味子，即《医学启源》的生脉散，补水之上源，取以金生水之意；生地、枸杞子、黄精顺势而滋肾之阴精；以知母、地骨皮解虚火；葛根升阳明之气且起阴津上达以解口渴；玉竹、黄芪使脾气得旺；黄连泻心胃之火，恐火克金，生水无源；丹参善通经络，使气血条达；正值暑季，暑湿之气正旺，因此用藿香、佩兰以芳香化湿。治疗当中也必须强调饮食控制，《备急千金要方·消渴》曰："消渴……治之愈否，属在病者，若能如方节慎，旬月可瘳，不自爱惜，死不旋踵。方书医药，实多有效，其如不慎者何？其所慎有三，一饮酒，二房室，三咸食及面。能慎此者，虽不服药而自可无他。"

此患者能取得如此疗效跟其严格控制饮食也有很大关系。上方服用一个月，患者自述口渴、多饮多尿的症状明显改善。查尿蛋白（－），空腹血糖6.40 mmol/L，餐后2小时血糖7.80 mmol/L，糖化血红蛋白5.9％。舌质淡红，苔薄白，脉弦。

继续服用上方7剂，水煎服，一周后，患者无明显不适症状。嘱咐患者合理饮食，上方5剂研面，加紫河车粉300克炒香封存，每次3克，日三次，温水冲服。并嘱患者严守"一则八法"，合理控制饮食，密切监测血糖，定期检查尿常规，变化随诊。随访半年，患者无不适感，如常人上班工作。随访至今，未再复发。

实录十三 刘某，男，40岁，2013年3月7日就诊。

主诉：发现血糖升高半年，多饮、多尿5天。

现证：口干，汗多，手足心热，饮食可，睡眠可，起夜两次，二便正常。舌质红，苔薄白，脉沉细。今日查尿蛋白（＋），空腹血糖8.31 mmol/L，餐后2小时血糖10.90 mmol/L，糖化血红蛋白7.8%。未用降糖药物。

诊断：消渴肾病（气阴两虚兼瘀毒）

治法：益气养阴，化瘀保肾，解毒通络

处置：消渴肾安汤加减，日一剂，每次100毫升，早、午、晚饭后及睡觉前温服。另嘱患者严守"一则八法"，严格控制饮食，忌食肉类、豆制品等高蛋白饮食，避免劳累，调情志。服药一周后，患者口干好转，尿常规正常，查空腹血糖7.00 mmol/L，餐后2小时血糖9.90 mmol/L。用药两周后，查尿蛋白（±），空腹血糖6.21 mmol/L，餐后2小时血糖8.90 mmol/L。三周后，查空腹血糖6.75 mmol/L，餐后2小时血糖7.80 mmol/L，肾功正常。治疗上，除继续给予中药汤剂口服外，另给予紫河车粉100克，每次3克，日两次，温水冲服。四周后，查空腹血糖6.00 mmol/L，餐后2小时血糖6.20 mmol/L。五周后，患者自测空腹血糖5.10 mmol/L，餐后2小时血糖5.20 mmol/L。

服药六周后，患者神清气爽，无明显症状，尿常规正常，肾功正常，空腹血糖4.9 mmol/L，餐后2小时血糖7.3 mmol/L，糖化血红蛋白4.6%。

患者病情较轻，未曾用过中西医降糖药物，首次用中药干预，虽然疗程短，且未调整治疗方剂，却取得了不错的效果。再予7剂，3剂为面，加紫河车粉300克研末炒香封存，每次3克，日三次，温水冲服；余4剂，一剂水煎120毫升，早、晚各温服，4剂服完，达到临床治愈。嘱患者严守

"一则八法"，自测空腹血糖及餐后2小时血糖，适寒温，调饮食，定期复查血糖，有变化立刻就诊。随访至今，未见复发。

实录十四 李某，女，49岁，身高153厘米，体重73千克，2013年3月14日初诊。

主诉：发现血糖升高10年，出现尿蛋白1年，口干多饮一周。

现证：多饮，乏力，胸闷气短，汗出，腰酸痛，偶有耳鸣，尿量多，起夜两到三次，舌质红，苔白，隐青，脉弦滑。某医院确诊为糖尿病肾病，用精蛋白生物合成人胰岛素注射液早24 u、晚20 u，餐前30分钟皮下注射，拜唐苹早、晚各一片口服。既往有结核病史，现已钙化；青霉素过敏史；患者母亲患有糖尿病。查空腹血糖9.50 mmol/L，餐后2小时血糖为12.40 mmol/L，糖化血红蛋白6.9%，尿隐血（±），尿蛋白（2+），血压120/70 mmHg，体质指数34.9 kg/m^2，肾功正常，心电图正常。

诊断：消渴肾病（气阴两虚兼瘀毒）

治法：滋阴清热，益气养阴，活血化瘀，通络解毒

处置：消渴肾安汤加减，7剂水煎口服，日一剂，每次100毫升，早、午、晚饭后及睡觉前温服。金水宝胶囊，6粒/次，日三次，口服。六味地黄丸，8粒/次，日三次，口服。血府逐瘀胶囊，6粒，日三次，口服。嘱患者严守"一则八法"，严守糖尿病肾病饮食，忌食肉类、豆制品等高蛋白饮食，避免劳累，调情志。全方五脏同治，补而不滞，瘀除而不伤正。配合中成药金水宝胶囊、六味地黄丸、血府逐瘀胶囊口服，共奏益气养阴、解毒通络之功。

服药一周后，患者乏力、胸闷气短症状减轻，舌质红，苔白、隐青，脉弦滑。空腹血糖为6.40 mmol/L，餐后2小时血糖为9.20 mmol/L，尿隐血（-），尿蛋白（+）。患者自述偶有手指麻木、腰酸痛，予上方加桃仁10克、红花10克、牛膝10克、豨莶草10克。

上药7剂后，患者乏力、胸闷气短症状改善，饮水较前减少，舌质

红，苔白、隐青，脉弦滑。查空腹血糖为5.80 mmol/L，餐后2小时血糖为8.70 mmol/L，尿隐血（－），尿蛋白（±）。患者自述近期汗出较重，盗汗，上方加浮小麦10克，7剂。另予紫河车粉，每次2克，日两次温水冲服。嘱患者拜唐苹日一次，口服。

4月初，患者再次就诊，自述乏力、胸闷气短症状明显缓解，饮水、尿量较前减少，舌质红，苔白，脉弦滑。查空腹血糖为5.70 mmol/L，餐后2小时血糖为8.60 mmol/L，尿隐血（－），尿蛋白（±）。手指麻木、腰酸痛缓解，上方去桃仁、红花、牛膝、豨莶草，7剂。嘱患者控制饮食，适量运动，按时就诊。

调整治疗方药后，患者无乏力、胸闷气短、盗汗症状，饮水减少，尿多明显减轻，整体感觉良好，自行停服拜唐苹。舌质红，苔薄白，脉弦滑，空腹血糖为5.60 mmol/L，餐后2小时血糖7.90 mmol/L，尿隐血（－），尿蛋白（－）。因汗出好转，上方去浮小麦，7剂。嘱患者勿劳累，继续控制饮食。

最后一次见到该患者时为4月18日，患者自述原不适症状均明显好转，现整体感觉很好，舌质红，苔薄白，脉弦滑。查空腹血糖5.80 mmol/L，餐后2小时血糖为7.80 mmol/L，糖化血红蛋白4.9%，尿隐血（－），尿蛋白（－）。上方7剂，3剂水煎口服，4剂研面，日两次，一次2克，温水冲服。嘱患者严守"一则八法"，自测空腹血糖及餐后2小时血糖，一周检测一次尿常规，有变化及时就诊。随访至今，血糖控制理想，尿常规正常。

按语： 对于这个疾病，很多医生都说蛋白尿不可逆，但是通过以上病案可以看出，患者能取得很好的效果均因用药主次分明、配伍精当，理、法、方、药贯穿一体，以法统方，方中有法。加之患者严守"一则八法"，坚持自测空腹血糖及餐后2小时血糖，适寒温，调饮食，定期复查血糖。是综合防治诊疗的结果。

三、脾肾阳虚兼瘀毒证

1.组方 消渴肾安汤，加土茯苓、藿香、竹茹、姜半夏、金银花、枸杞子、补骨脂、菟丝子、五味子、肉桂、小茴香等。

2.来源 消渴肾病基本病机特点为本虚标实，本虚为气血阴阳、五脏亏虚，以肾为根本，标实多为血瘀、痰凝、湿阻、浊毒内生等，病机核心是毒损肾络。针对消渴肾病的临床特点，应注重气阴两虚、肾失封藏、毒损肾络的病机。消渴肾病患者出现少气懒言、怯寒肢冷、五更泻、手足麻木、舌淡、脉沉细，是脾肾阳虚兼瘀证证候特点。以此病机为依据，确立补肾解毒通络法，该法在消渴肾病治疗中有重要意义，但并不是该病的唯一治疗方法，而应结合中医辨证正确认识和理解毒邪在消渴肾病中作用的不同及病机演化，随证治之，有助于提高疗效。

3.方解 根据久病伤及脾肾之阳，水湿毒邪以及瘀血泛溢之病机特点，始终以温补脾肾、利湿解毒、活血利水等法为主要治疗手段而使血糖趋于稳定，尿糖、尿蛋白及尿隐血呈阴性，肾功恢复正常。方以藿香、竹茹、姜半夏、金银花解毒降糖；以枸杞子、补骨脂、覆盆子、菟丝子、五味子、肉桂、小茴香温补肾阳，微微生火；久病入络则以丹参活血、化瘀、通络；加地榆、蒲黄炭、艾叶炭、生地炭以止血；经云："邪之所凑，其气必虚。"用党参、黄芪补气健脾，扶正气，增强机体抗病能力；再佐以泽泻、车前子、白茅根利水、渗湿、消肿；青葙子、决明子清肝明目；以甘草为使调和诸药。诸药合用，共奏温补脾肾、解毒通络、降糖之功，配灌肠药，达到泻毒之目的，疗效满意。

4.治病治本实录

实录一 张某某，女，68岁，2013年9月17日初诊。

主诉：发现血糖升高12年，夜尿频1年，水肿1周。

现证：腰膝酸软，倦怠乏力，时有双下肢水肿，空腹血糖

14.70 mmol/L，餐后2小时血糖17.90 mmol/L，糖化血红蛋白9.6%，某医院确诊为糖尿病，服用二甲双胍等多种降糖药物，空腹血糖控制不佳，波动在10～15 mmol/L之间，患者母亲患有糖尿病。后查空腹血糖12.00 mmol/L，餐后2小时血糖15.70 mmol/L，尿蛋白（3+），尿隐血（2+）。某医院确诊为糖尿病肾病，建议用胰岛素，患者不同意，故来我处就医。查血压120/70 mmHg，体质指数26.9 kg/m²，空腹血糖13.70 mmol/L，餐后2小时血糖14.70 mmol/L，夜尿频繁，严重时一夜需起7～8次，尿液混浊，头晕目眩，心烦口干不欲饮，时有恶心，渐感疲劳纳呆，腰膝酸冷，五更泻，手足麻木，双下肢轻度水肿，舌暗红，苔白而腻，脉沉细。肝、肾功正常，尿酸正常。

诊断：消渴肾病（脾肾阳虚）

治法：益气养阴，健脾益肾，通络解毒

处置：以消渴肾安汤化裁，土茯苓60克、半夏10克、生姜5克、黄连10克、大黄7.5克、淫羊藿25克、补骨脂10克、枸杞子15克、五味子15克、熟地10克、黄芪25克、党参25克、榛花10克、白茅根50克、丹参15克、益母草20克、豨莶草15克，7剂水煎服，日一剂，每次100毫升，早、午、晚饭后及睡觉前温服。金水宝胶囊，6粒/次，日三次，口服。结肠散1袋/次，日三次口服。曾服用的降糖西药二甲双胍等继续按原量服用。

服药7剂后尿频减少，减到一夜3次，腰酸痛、心烦乏力、下肢水肿等症状缓解，大便如常。原方去榛花10克，加山萸肉10克。再服两周，空腹血糖11.70 mmol/L，餐后2小时血糖13.70 mmol/L，尿蛋白（2+），尿隐血（+）。续上方加减服两周，空腹血糖8.90 mmol/L，餐后2小时血糖11.70 mmol/L，尿隐血（+），尿蛋白（+），自觉症状明显减轻，但仍感头晕目眩，前方加决明子20克、夏枯草15克，用药12剂，水煎服。

12剂后，患者双下肢无水肿，前述诸症状基本消失，唯感轻度腰酸，就诊时查空腹血糖8.70 mmol/L，尿蛋白（＋），尿隐血（＋）。以消渴肾安汤为基本方，7剂水煎服，减少二甲双胍用量，日一次，一片/次，饭中嚼服，并配服左归丸。

药后，患者诸症皆缓，近因感冒，胃纳不佳，脘腹胀满，周身困重，四肢酸懒，沉重难耐，时有便溏，空腹血糖10.00 mmol/L，餐后2小时血糖11.30 mmol/L，尿蛋白（2+）。查舌暗红，苔白而腻，脉弦滑。此为湿毒蕴结，阻塞气机，以消渴肾安汤加减化裁：半夏10克、生姜5克、黄连10克、大黄5克、淫羊藿25克、枸杞子15克、黄芪25克、党参25克、枳壳10克、陈皮15克、薏苡仁10克、茯苓20克、丹参15克、益母草20克、豨莶草15克，予3剂，水煎分两次服。另服藿香正气水。

患者服药3剂后，舌淡红，苔白，脉沉缓，空腹血糖8.30 mmol/L，餐后2小时血糖11.00 mmol/L，尿蛋白（＋），尿隐血（＋）。再用前方配服人参健脾丸一周，调补后天。

一周后，患者因过度劳累，病有反复，症见腰膝酸软、头昏乏力、心胸隐隐作痛、灼热心烦、口干而苦、舌暗红、苔薄黄而少、脉沉细。证属肝肾亏虚、虚火上炎、瘀毒内扰，治宜滋阴潜阳、解毒通络。以消渴肾安汤化裁：黄连10克、大黄5克、枸杞子25克、黄芪25克、黄精15克、生地黄20克、丹皮15克、地骨皮15克、延胡索10克、丹参15克、栝楼25克、益母草20克、豨莶草15克，6剂水煎服，日分二次服。

服6剂后，患者前述诸症状基本消失，偶感腰酸，舌淡红，苔薄白，脉缓。空腹血糖7.10 mmol/L，餐后2小时血糖9.30 mmol/L，糖化血红蛋白5.7％，尿蛋白（－），尿隐血（－）。该患者除辨证用汤剂外，用人参健脾丸巩固，是因络不虚则毒不侵，为"治病必求于本"的体现。

上方剂研面，一次3克，日三次，温水冲服。嘱患者严守"一则八法"，自测空腹血糖及餐后2小时血糖，一周检测一次尿常规，有变化及时就诊。随访至今，血糖控制理想，尿常规正常。

实录二 徐某，女，55岁，2009年4月7日初诊。

主诉：出现尿蛋白1年，腰酸、口干加重两周。

现证：患者糖尿病病史5年，尿频，夜尿多，面、足水肿，神疲乏力，腰膝酸痛，阴部湿冷，畏寒肢冷，手足麻木，纳少腹胀，失眠，大便溏薄，舌尖红有瘀点，苔白腻，脉沉细无力。血压180/120mmHg。空腹血糖13.00mmol/L，餐后2小时血糖16.30mmol/L，糖化血红蛋白6.7%，尿蛋白（2+），尿隐血（3+），肝、肾功正常，尿酸正常。

曾在某医院确诊为糖尿病，服用二甲双胍、糖适平等口服降糖药治疗，但疗效欠佳，现自行停用一切西药治疗。

诊断：消渴肾病（脾肾阳虚兼瘀毒）

治法：健脾温肾，活血化瘀，通络解毒

处置：以消渴肾安汤化裁：制附子5克、菟丝子20克、熟地黄10克、玉竹15克、枸杞子30克、人参10克、黄芪50克、丹参10克、僵蚕10克、蝉蜕10克、络石藤10克、白蔻仁10克、益母草30克、小蓟10克、茜草15克、地榆30克、土茯苓60克、白茅根50克。上方水煎服7剂，日一剂，日四次温服。并嘱患者严守"一则八法"，严守糖尿病饮食，忌食肉类、豆制品等高蛋白饮食，避免劳累，调情志。

方中大辛大热的附子和菟丝子为君药，以温肾助阳，化气行水，兼暖脾土，以温运水湿。服药7剂后，患者复查空腹血糖9.80mmol/L，餐后2小时血糖12.30mmol/L，尿蛋白（2+），尿隐血（3+）。患者自然四肢发凉，故上方加肉桂10克，连服12剂。近日由于情绪波动较大导致血糖控制欠佳，查空腹血糖9.20mmol/L，餐后2小时血糖13.30mmol/L，尿蛋白（2+），尿隐血（3+）。上药继服两周，查空腹血糖8.40mmol/L，餐后2小时血糖12.30mmol/L，尿蛋白（+），尿隐血（2+）。患者睡眠不佳，故上方加酸枣仁30克、柏子仁20克，煎汤。另用朱砂10克、琥珀10克，均后分20包，每次1包，睡前吞服。口服汤剂6剂后，复查空腹血糖7.60 mmol/L，餐后2小时血糖9.30 mmol/L，尿蛋白（－），尿隐血（＋）。上方再服12剂，又过半个月余，患者空腹血糖7.00 mmol/L，餐后2小时血糖8.30 mmol/L，尿蛋白（－），尿隐血（0），诸症消失。予上方7剂，4剂水煎服，一剂两天，早晚两次口服，3剂加紫河车粉300克研面，3克/次，日两次温水冲服。面药善后，嘱患者严守"一则八法"，自测空腹血糖及餐后2小时血糖，一周检测一次尿常规，有变化及时就诊。随访至今，血糖控制理想，尿常规正常。

随诊半年，该患空腹血糖均维持在6.80 mmol/L左右，餐后2小时血糖8.30 mmol/L左右，糖化血红蛋白3.6%，尿常规示均正常。

实录三 李某某，女，62岁，于2002年6月6日初诊。

主诉：夜尿多半年，加重两周。

现证：发现血糖升高10年余，10年前在某医院确诊为糖尿病，长期服用二甲双胍等降糖药物，效果不明显，精神压力加重，加之服药亦不规则，血糖数次波动，空腹血糖最高至17.00 mmol/L，餐后2小时血糖最高至23.30 mmol/L。并于半年前尿中出现尿蛋白（＋），伴随出现腰酸痛，夜尿频繁，倦怠乏力，严重时一夜需起5~6次，尿时常混浊，以致心烦不寐，渐感疲劳纳呆，双下肢无力，消瘦，畏寒肢冷，手足麻木，口干不欲饮，大便溏薄，舌暗红，苔白而腻，脉沉细。今查空腹血糖11.70 mmol/L，餐后2小时血糖16.30 mmol/L，糖化血红蛋白7.6%，尿蛋白（2+），尿隐血（2+），肝、肾功正常，尿酸正常。

诊断：消渴肾病（脾肾阳虚，湿浊内阻兼瘀毒）

治法：温脾益肾，祛瘀化浊，解毒通络导邪

处置：以消渴肾安汤化裁，土茯苓60克、白茅根50克、补骨脂10克、枸杞子25克、五味子15克、大黄10克、生地10克、地骨皮20克、黄芪25克、黄精15克、丹参15克、益母草20克、豨莶草10克，7剂，水煎服，日一剂，水煎分二次服。曾服用的降糖西药续按原量服用。上方服药至7剂，尿频大减，一夜二次，腰酸痛、心烦乏力等症状缓解，空腹血糖降至9.20 mmol/L，餐后2小时血糖13.30 mmol/L，尿蛋白（2+），尿隐血（+），以原方加榛花10克、山萸肉10克，再服12剂。

两周后，空腹血糖降至8.30 mmol/L，餐后2小时血糖11.30 mmol/L，尿蛋白（+），尿隐血（−）。续上方加减服用近2个月，血糖和尿糖恢复正常，自觉症状基本消失，后逐渐减少西药用量，并改服左归丸维持疗效。患者因感冒导致病复发，双下肢无明显水肿，腰酸肢痛，就诊时查空腹血糖10.70 mmol/L，餐后2小时血糖13.30 mmol/L，尿蛋白（+），尿隐血（+），舌红，苔薄黄而润，脉弦细。证属脾肾阳虚，毒结湿蕴。治以滋养脾肾，解毒化湿。处方以消渴肾安汤化裁：土茯苓60克、白茅根50克、枸杞子25克、补骨脂10克、生地10克、地骨皮20克、黄芪25克、黄精15克、丹参15克、益母草20克、豨莶草10克、石苇15克、小茴香10克、肉桂10克、薏苡仁10克，6剂，水煎服。

7日后患者夜尿消失，仍觉腰酸，时有便溏，空腹血糖降至8.60 mmol/L，餐后2小时血糖11.30 mmol/L，尿蛋白（+），尿隐血（+）。续用前方加杜仲15克、牛膝15克，7剂，水煎服，日两次。一周后，患者前述诸症状基本消失，唯感轻度腰酸，舌淡红，苔薄白，脉缓。空腹血糖降至7.30 mmol/L，餐后2小时血糖8.30 mmol/L，糖化血红蛋白4.3%，尿蛋白（−），尿隐血（−）。

另上方3剂加紫河车粉300克研面，3克/次，日两次，温水冲服。嘱患者严守"一则八法"，自测空腹血糖及餐后2小时血糖，一周检测一次尿常规，有变化及时就诊。随访至今，血糖控制理想，尿常规正常，至今病未复发。

实录四 钱某，女，60岁，2003年4月6日初诊。

主诉：发现血糖升高10余年，夜尿频半年，加重一周。

现证：腰膝酸痛，心烦不寐，疲劳，纳呆，消瘦，畏寒肢冷，手足麻木，双下肢无力，消瘦，口干不欲饮，尿液混浊，夜尿频至每晚5～6次，大便溏薄，舌暗红，苔白而滑腻，脉沉细。曾在某医院确诊为糖尿病，长期服用二甲双胍等降糖药物，效果不明显，血糖波动较大，空腹血糖有时高至17 mmol/L。今日查空腹血糖10 mmol/L，餐后2小时血糖16.70 mmol/L，糖化血红蛋白8.6%，尿隐血（3+），尿蛋白（2+）。

诊断：消渴肾病（脾肾阳虚，湿浊内阻兼瘀毒）

治法：温脾益肾，祛瘀化浊，解毒通络

处置：生地黄、丹参、黄精各15克，黄芪、枸杞子各25克，益母草、地骨皮各20克，黄连10克、土茯苓60克、白茅根50克，大黄、豨莶草各10克。7剂，每天一剂水煎口服，分两次服，原服用降糖药不变。

患者服用7剂后，尿频症状减轻。继续服用7剂，夜尿每晚两次，腰膝酸痛、心烦乏力等症状缓解，空腹血糖8.20 mmol/L，餐后2小时血糖11.30 mmol/L，尿糖（2+），尿蛋白（+）。在原方基础上加槐花、山茱萸各10克，续服两周。

药后空腹血糖降至7.30 mmol/L，餐后2小时血糖8.30 mmol/L，糖化血红蛋白4.7%，尿隐血（+），尿蛋白（±）。首方加减调服两月，血糖、尿糖、尿蛋白均恢复正常，自觉症状基本消失，后渐减西药用量，并服右归丸巩固疗效。上方3剂加紫河车粉300克研面，3克/次，日两次温水冲服。嘱患者严守"一则八法"，自测空腹血糖及餐后2小时血糖，一周检测一次尿常规，有变化及时就诊。随访至今，血糖控制理想，尿常规正常，至今病未复发。

实录五　石某某，男，65岁，2010年9月18日初诊。

主诉：发现血糖升高20年，口干、口渴、水肿7天。

现证：口干渴，尿频急，腰酸痛，乏力，双下肢轻度水肿，畏寒，大便溏薄，舌暗红，苔薄白，脉沉缓。血压140/80 mmHg，空腹血糖

7.30 mmol/L，糖化血红蛋白6.3%，尿蛋白（2+），尿隐血（−）。现应用精蛋白生物合成人胰岛素注射液早23 u、晚12 u，餐前30分钟皮下注射以降血糖。

诊断：消渴肾病（脾肾阳虚兼湿浊瘀毒）

治法：补脾益肾，祛湿化浊，祛瘀通络，解毒导邪

处置：消渴肾安汤加淫羊藿20克、肉桂5克、人参10克，服用上方7剂，水煎服，日一剂，每次100毫升，早、午、晚饭后及睡前温服。嘱患者严守"一则八法"，保证糖尿病肾病饮食，适当运动，避免劳累，调情志。方中淫羊藿具有补肾助阳、强筋健骨的功效，《本草备要》曰："补命门，益精气，坚筋骨，利小便。"肉桂具有补火助阳、散寒止痛、活血通经等功效，《本草纲目》曰："肉桂下行，益火之源，此东垣所谓肾苦燥，急食辛以润之，开腠理，致津液，通其气者也。"上二味药合为君药，以补肾助阳。人参大补元气，补脾益肺，生津止渴，有调和营卫之效，方中用之以补脾升阳。药后一周，患者自述下肢水肿、畏寒减轻，查空腹血糖6.00 mmol/L，尿蛋白（±）。服用上方14剂，水煎服。

3周后，患者自述下肢水肿、畏寒减轻，查空腹血糖6.40 mmol/L，餐后2小时血糖9.00 mmol/L，尿蛋白（±）。将胰岛素剂量改为早20 u、晚12 u。效不更方，连服上方12剂后，患者水肿已消，畏寒好转，仍乏力。查空腹血糖6.20 mmol/L，餐后2小时血糖7.80 mmol/L，尿蛋白（+）。上方加黄精50克，另予紫河车粉，每次3克，日两次，温水冲服，以温肾补精、益气养血。

1个月后，患者乏力改善，仍有腰痛，查空腹血糖5.30 mmol/L，餐后2小时血糖7.40 mmol/L，尿蛋白（±），已将胰岛素剂量改为早18 u、晚9 u。上方加爵床20克，15剂后，查空腹血糖5.60 mmol/L，餐后2小时血糖9.10 mmol/L，尿蛋白（+），已将胰岛素剂量改为早14 u、晚7 u。上方爵床改为30克，效不更方，连服上方12剂后，查空腹血糖4.50 mmol/L，

餐后2小时血糖7.40 mmol/L，糖化血红蛋白5.1%，尿蛋白（－），尿隐血（－），已将胰岛素剂量改为早13 u、晚7 u。尿少，略水肿，上方加茯苓15克、车前子10克、泽泻5克，以健脾、利水、渗湿。

至第二年2月19日，患者已将胰岛素剂量改为早13 u、晚6 u，查空腹、餐后2小时血糖均在正常范围，尿常规正常。予上方7剂，4剂水煎，日两次，温服；3剂加紫河车300克研面，3克/次，日两次，冲服。随访至今，胰岛素已停，改用二甲双胍，查空腹、餐后2小时血糖均在正常范围。

实录六 秦某，男，58岁，2010年4月5日初诊。

主诉：发现糖尿升高3年。口干、腰酸加重1个月。

现证：尿频，夜尿多，颜面、四肢水肿，神疲乏力，腰膝酸痛，畏寒肢冷，纳少腹胀，大便溏薄，舌有瘀斑，苔白腻，脉沉细无力。曾在某医院确诊为糖尿病，应用过胰岛素治疗，效果不显，因嫌操作麻烦，自行停用胰岛素半年余。今查血压135/90 mmHg，空腹血糖9.00 mmol/L，餐后2小时血糖13.00 mmol/L，糖化血红蛋白6.8%，尿蛋白（2+），尿隐血（2+），肝功、肾功、尿酸均正常。

诊断：消渴肾病（脾肾阳虚兼湿浊瘀毒）

治法：补脾益肾，化浊祛瘀，通络解毒

处置：消渴肾安汤加减：制附子5克（先煎）、菟丝子20克、黄连10克、覆盆子10克、人参10克、黄芪50克、丹参10克、络石藤10克、白蔻仁10克、小蓟10克、白茅根50克、穿山甲（先煎）8克、血竭（冲服）3克、土茯苓60克、草果10克、槟榔10克、厚朴10克、金荞麦10克、木蝴蝶10克、郁金10克，水煎服7剂，日一剂，一次120毫升，日四次温服。

方中制附子和菟丝子，温肾助阳、兼暖脾火，以温运水湿；黄连"止消渴"；人参、黄芪补五脏，补气健脾，津血得生，帅血有力，瘀血通畅。白蔻仁化湿行气；络石藤凉血消肿；土茯苓解毒除湿，通利关节。此三药合用可化湿行气、利水消肿、解毒通络。小蓟、白茅根凉血止血；

覆盆子可固肾培元；金荞麦、木蝴蝶清热解毒利咽；郁金味苦，破血生肌，郁结能舒；穿山甲善于走窜，活血散瘀，通利经络；血竭、丹参活血化瘀；槟榔、厚朴、草果直达病穴，驱膜原之邪外出。诸药合用，攻补兼施，共奏健脾温肾、解毒通络、活血化瘀、开达膜原之功。

服药7剂后，患者查空腹血糖9.00 mmol/L，餐后2小时血糖波动在11.00 mmol/L左右，尿蛋白（－），尿隐血（＋）。根据症状随证加减用药，再用药12剂后，查空腹血糖6.80 mmol/L，餐后2小时血糖8.00 mmol/L，尿蛋白（－），尿隐血（－），患者无明显不适症状。

予7剂，4剂日两次口服，一剂两天；3剂加紫河车300克研面，每次3克，日两次冲服。随诊半年余，空腹血糖维持在6.80 mmol/L左右，餐后2小时血糖控制在8.00 mmol/L以内，糖化血红蛋白5.6%，尿常规正常，嘱其严守"一则八法"，严格控制饮食，控制血糖，病情变化随诊。

按语： 以上这些医案，有的是因为久病失治，有的是情绪失控或饮食失节等导致疾病的发生。由于久病失治，发生眩晕、水毒证等多种合并证，根据久病伤及脾肾之阳、水湿毒邪以及瘀血泛溢之病机特点，始终以温补脾肾、利湿解毒、活血利水等法为主要治疗手段而使血糖、血压趋于稳定，尿糖、尿蛋白及尿隐血呈阴性，肾功恢复正常。

方以土茯苓、蓁花、藿香、竹茹、姜夏、金银花解毒降糖；以枸杞子、覆盆子、菟丝子、肉桂、小茴香温补肾阳，微微生火；久病入络则以丹参活血化瘀通络；加地榆、蒲黄炭、艾叶炭、生地炭以止血；用党参、黄芪补气健脾，扶正气，增强机体抗病能力；再佐以泽泻、车前子、白茅根，利水渗湿消肿；青葙子、决明子，清肝明目；以甘草为使调和诸药。诸药合用，共奏温补脾肾、解毒通络降糖之功，配灌肠药达到泻毒之目的。

患者严守"一则八法"，坚持写日记，严格执行"吃喝拉撒睡动情"的要求，自测空腹血糖及餐后2小时血糖，一周检测一次尿常规，有变化及时就诊，医患同心协力，才能取得满意疗效。

四、肝肾阴虚兼瘀毒证

1.组方 消渴肾安汤加一贯煎或地黄生姜煎。

2.来源 消渴肾病发生发展的主要病因、病机为消渴日久不愈，毒损肾络，终成肝肾阴虚。根据病因、病机及其发生、发展的过程采用益气养阴、滋补肝肾、活血化瘀、解毒降糖等治疗方法。

3.方解 一贯煎出自《续名医类案》，肝脏体阴而用阳，其性喜条达而恶抑郁。肝肾阴亏，肝失所养，两目干涩，视物模糊，阴虚液耗，津不上承，故口干咽燥，五心烦热，大便秘结。地黄生姜煎出自《圣济总录》，为治疗肾气阴两虚、活血化瘀之良方。二方合用，方中枸杞子、生地黄滋补肝肾，人参、黄芪、麦冬、玉竹益气养阴，丹参、益母草活血化瘀，黄连、知母、金银花、槐花解毒降糖，诸药共奏滋补肝肾、益气养阴、活血化瘀之功，故获其疗效。

4.治病治本实录

葛某，男，43岁，2000年3月6日初诊。

主诉：发现血糖升高5年，咽干目涩1年，加重1个月。

现证：面色憔悴，两颧嫩红，五心烦热，腰膝酸软，口干咽燥，两目干涩，视物模糊，大便干结，耳鸣，自汗，倦怠，胸闷，舌绛少苔，脉细数无力。3年前在某医院确诊为糖尿病，应用过胰岛素治疗，效果不显。今查空腹血糖12.27 mmol/L，餐后2小时血糖波动在16.00 mmol/L左右，糖化血红蛋白7.3%，果糖胺3.90 mmol/L，尿蛋白（3+），尿隐血（2+），屡治未效。

诊断：消渴肾病（肝肾阴虚兼瘀毒）

治法：滋补肝肾，活血祛瘀，通络解毒

处置：消渴肾安汤合一贯煎、地黄生姜煎丸加减水煎服。一日两次，连服12剂后，空腹血糖降至11.00 mmol/L，尿蛋白（2+），尿隐血（2+）。

患者服药后，双下肢有轻微的麻木疼痛感，故上方加稀莶草30克，服用4剂后麻木疼痛感减退。复诊时，患者腹胀便干，故上方加当归20克、肉苁蓉20克，连服8剂后查空腹血糖降至10.90 mmol/L，餐后2小时血糖14.00 mmol/L，尿蛋白（2+），尿隐血（＋）。患者由于感冒服用西药后，查空腹血糖升至11.20 mmol/L，餐后2小时血糖15.00 mmol/L，尿蛋白（2+），尿隐血（2+）。故首方加土茯苓60克、防风10克，连服10剂后，空腹血糖降至10.40 mmol/L，餐后2小时血糖11.00 mmol/L，尿蛋白（＋），尿隐血（＋）。上药又予7剂，复诊时患者咽喉疼痛，故上方去防风10克，加金银花20克、胖大海10克。连续服用6剂后，疼痛有所减退，主诉尿频、尿浊。首方加金樱子10克、芡实10克，连服7剂后，空腹血糖降至9.20 mmol/L，餐后2小时血糖10.0 mmol/L，尿蛋白（＋），尿隐血（＋）。再服7剂后，患者自觉身热。

首方加玉竹20克、地骨皮20克。连服6剂后，查空腹血糖降至8.40 mmol/L，餐后2小时血糖11.00 mmol/L，尿蛋白（－），尿隐血（－），症状减退。予首方服6剂后，空腹血糖降至7.20 mmol/L，餐后2小时血糖8.80 mmol/L，尿蛋白（－），尿隐血（－），糖化血红蛋白5.0%，糖化血清蛋白1.8 mmol/L，诸症渐消。予中药7剂，4剂口服，日两次口服，一剂两天；3剂加紫河车300克研面，3克/次，日两次冲服。嘱其严守"一则八法"，严格控制饮食，按时注射胰岛素，病情变化随诊。随访半年余，血糖控制理想，尿常规正常，至今病未复发。

五、消渴肾病水毒证

1.组方 消渴肾安汤加制附子、肉桂、大黄、牡蛎、僵蚕、蝉蜕、姜半夏、竹茹等。

2.**来源** 消渴日久不愈，气阴两伤，燥热痰湿，血瘀浊毒为患，毒损肾络，毒邪由气街而入肾间动气之处，肾之体用皆损。肾阳衰微，肾不主水，水毒泛滥，肾不藏精，肾之开合功能失调，气化不利，全身肿胀，尿少，肾之精微外漏，导致尿蛋白、血糖、尿糖升高。因而，毒邪是致病之关键，切断生毒之源是治疗本病之根本，故治疗上以毒为立论，创立解毒通络降糖之法以制此顽疾。

3.**方解** 土茯苓、大黄清热解毒，除湿祛瘀，湿热之毒从大便排出；土鳖虫、水蛭活血通络脉、破滞消瘀，以制血瘀之毒；丹参、黄芪补气、活血、逐瘀，以制气壅塞之毒；菟丝子、制附子、肉桂温肾助阳，以制寒毒；姜半夏、竹茹化湿、和中、逐痰，以制痰湿之毒；黄连、生地黄清热、凉血、养阴，以制热毒；黄连、肉桂交通心肾，即上助心阴使心阳不亢，又下制肾阴使肾水不寒；僵蚕、蝉蜕解毒散结、通络止痛、息风以制散于肾络之毒；车前子清肝热、利小便，使邪从小便排出。诸药合用，共奏解毒通络降糖之功。

4.**治病治本实录**

刘某，女，67岁，2000年2月26日初诊。

主诉：全身肿胀，尿少1年，加重1个月。

现证：患者糖尿病肾病6年，胸闷气短，少气懒言，心烦不寐，腰膝酸、痿软而冷，咽干不欲饮，两目干涩，大便微溏，恶心欲呕，食后腹胀，耳鸣，自汗，倦怠乏力，小便黄浊，起夜两到三次，舌质暗淡，舌体肥大，有齿痕，苔白，脉沉滑无力。曾在某医院确诊为糖尿病6年余，应用过胰岛素治疗，效果不显，因嫌操作麻烦，自行停用胰岛素半年余，全身肿胀，尿少加重。空腹血糖15.27 mmol/L，餐后2小时血糖18.80 mmol/L，糖化血红蛋白9.7%，果糖胺3.90 mmol/L，尿蛋白（3+），尿糖（-）。恢复胰岛素治疗，肝、肾功正常，尿酸正常。现查空腹血糖9.27 mmol/L，餐后2小时血糖13.80 mmol/L，果糖胺3.90 mmol/L，尿蛋白（3+），尿隐血（−）。证见全身肿胀，尿少，倦怠乏力，舌淡肥大，有齿痕，苔白，脉沉细无力。

诊断：消渴肾病水毒证（肾阳衰微）

治法：健脾温肾，祛浊利水，活血化瘀，解毒通络

处置：消渴肾安汤加减，连续服用12剂后，测空腹血糖7.42 mmol/L，餐后2小时血糖9.80 mmol/L，果糖胺3.40 mmol/L，尿蛋白（2+），尿隐血（−），肝、肾功正常，尿酸正常，上述症状减轻。下肢有轻微水肿，时有麻木感，加豨莶草30克，连用6剂。复诊时，麻木感减轻，腹胀感尚存，上方加大腹皮15克、木香10克。连服6剂后，测得空腹血糖7.9 mmol/L，餐后2小时血糖8.80 mmol/L，果糖胺3.20 mmol/L，尿蛋白（+），尿糖（+），腹胀消失，脉右寸浮而有力。咽干口燥，加胖大海10克、金银花20克，服14剂后，上述症状消失。

再诊时，患者有夜尿且频，有尿急，首方加乌药15克、益智仁15克，连服10剂，测得空腹血糖6.80 mmol/L，糖化血红蛋白5.6%，果糖胺2.70 mmol/L，尿蛋白（−），尿隐血（−），诸症消失。予首方3剂加紫河车300克粉碎研面，3克/次，日两次冲服。随诊半年余，空腹血糖、餐后2小时血糖、尿常规均正常，嘱其严守"一则八法"，严格控制饮食，控制血糖，病情变化随诊。随访至今，未见复发。

六、消渴肾病停用胰岛素

1.组方 消渴肾安汤加减。

2.来源 胰岛素抵抗可以存在于糖尿病并发症中，导致胰岛素效用降低。同时，胰岛素效应减低会引起血糖的不稳，加重糖尿病的并发症。西医对此尚无有效办法，而中医却可以通过辨证论治治疗。但除辨证用药外，审因论治亦很重要，对于消渴肾病，饮食疗法尤为关键。

3.方解 榛花解毒消炎、消肿止痛；大黄清热解毒、推陈出新；土茯苓解毒除湿、通利关节。三味合用，清热除湿、解毒通络，为君药。黄芪益气升阳，黄精补脾益气、滋阴生血，覆盆子滋补肝肾。此三味合用以益气养阴、滋补肝肾，调散膏，为臣药。金荞麦、紫荆皮、木蝴蝶解毒利咽；穿山甲、血竭、丹参活血化瘀通络；草果、槟榔、厚朴为达原饮之主药，槟榔除岭南瘴气，厚朴破戾气，草果祛除伏邪，共用可直达病穴，使邪气溃败，速离膜原。诸药合用，共奏解毒通络保肾、开达膜原之功。

4.治病治本实录

赵某，男，52岁，2007年11月29日初诊。

主诉：口干渴10年，加重10个月。

现证：患者糖尿病病史10年。口干渴，多饮，多尿，乏力，眠差，耳鸣，手足麻木，大便干，舌质隐青，苔白，脉弦细无力。该患10年前体检时发现血糖高，某医院确诊为糖尿病，用过胰岛素进行治疗，后停用。10个月前出现口渴多饮，日饮水量三到四升，多尿，乏力，伴消瘦，体重下降约15千克，尿隐血（2+），尿蛋白（+）。于是用甘精胰岛素注射液早22 u，门冬胰岛素注射液早20 u、午20 u、晚18 u，餐前皮注。现查空腹血糖12.00 mmol/L，餐后2小时血糖16.00 mmol/L，糖化血红蛋白6.6%，尿隐血（2+），尿蛋白（+）。肝功、肌酐、尿素氮、尿酸未见异常。

诊断：消渴肾病（气阴两虚兼瘀毒）

治法：益气养阴，祛瘀解毒，解毒通络

处置：嘱其严守"一则八法"，写治疗心得日记，严格控制饮食，控制血糖，坚持消渴肾病饮食，卧床休息，不宜运动。方用消渴肾安汤加血余炭10克、蒲黄炭10克、侧柏炭10克，7剂，水煎服（日一剂，水煎取汁400毫升，日四次分服）。予糖适平30毫克，金水宝胶囊（1.98克/次，日三次，口服），银杏叶片（19.2毫克/次，日三次，口服）。

一周后，患者仍口干渴，多饮，多尿，舌质隐青，苔薄白，脉弦细无力。空腹血糖8.80 mmol/L，餐后2小时血糖11.00 mmol/L，尿隐血（±），尿蛋白（＋）。上方加蝉蜕15克、僵蚕15克，12剂，水煎服，减少糖适平用量至15毫克。

两周后，患者体力增加，舌红，苔薄白，脉弦。空腹血糖在7.00 mmol/L左右，餐后2小时血糖在10.00 mmol/L左右，尿隐血（－），尿蛋白（－）。上方去白茅根、地榆，加络石藤10克、白蔻仁10克，停用糖适平。14剂后，无不适，舌质红，苔薄白，脉弦，空腹血糖波动在5.50 mmol/L左右，餐后2小时血糖波动在7.80 mmol/L左右，糖化血红蛋白5.1％，尿常规正常。上方3剂加紫河车300克研面冲服，每次3克，每日三次，温开水冲服。

随访：该患自2008年2月至今，吃研面中药，且严格控制饮食及进行运动，每半个月查一次血糖，空腹及餐后2小时血糖均正常，未复发。

七、消渴阳痿

1.组方 以消渴肾安汤、延龄长春丹加减：枸杞子15克、覆盆子15克、菟丝子15克、人参10克、黄芪50克、黄精50克、熟地15克、鹿茸5克、龟胶10克、蛇床子10克、蜂房10克，7剂，两日一剂，一次120毫升，日三次，水煎服。同服延龄长春丹，由鹿茸、海马、蛤蚧、黄精、熟地、龟胶、生晒参、山萸肉、钟乳石、大海米、何首乌、羊霍叶、鹿睾丸、蛇床子等组成。

2.来源 消渴日久不愈，湿浊热毒痰瘀，互结成毒，久病入络，毒损肾络，肾之体用皆损，而变为消渴肾病。肾为水火之脏，体具阴阳，命门寄焉。肾为人生命之本，性命之根。当消渴肾病时，致使阳气不施，阴精不化，肾间动气虚馁，命火内虚，相火不生而成阳痿之证。治宜补脾益肾，祛湿化浊，化瘀通络，解毒导邪。

3.治病治本实录

曹某，男，45岁，于2004年5月29日初诊。

主诉：发现血糖升高4年，水肿1年，加重两周。

现证：身体消瘦，饥饿感明显，小便频数，混浊如膏，形寒怕冷，大便溏薄，阳痿不举，腰膝酸软，舌红，苔黄有裂纹，脉沉细无力。曾在某医院确诊为糖尿病，服用二甲双胍等降糖药物疗效不佳，故来我处就诊。查空腹血糖14.50 mmol/L，餐后2小时血糖19.50 mmol/L，糖化血红蛋白8.9%，果糖胺4.10 mmol/L，尿素氮8.00 mmol/L，肌酐128μmol/L，尿糖（2＋），尿蛋白（2＋）。

诊断：消渴肾病兼阳痿（脾肾阳虚兼湿浊瘀毒），氮质血症期

治法：补脾益肾，祛湿化浊，化瘀通络，解毒导邪

处置：以消渴肾安汤、延龄长春丹加减：肉桂10克、小茴香10克、枸杞子15克、覆盆子15克、菟丝子15克、人参10克、黄芪50克、熟地15克、山药10克、土茯苓60克、榛花10克、白茅根50克、藿香30克、竹茹20克、姜半夏5克、茯苓15克、泽泻15克、车前子30克、丹参10克、甘草5克，12剂，日一剂，日四次，水煎服。灌肠方：大黄、金银花、厚朴、枳实、生牡蛎、泽泻、黑顺片、土茯苓，水煎外用，两日一剂，日一次，每次100毫升，睡前保留灌肠。同服延龄长春丹，一次4～6粒，日三次，用温水送服。嘱患者严守"一则八法"，注意控制饮食，根据体重指数按日需热量进食。

服药两周后复诊，患者饥饿感减轻，下肢出现轻度水肿，仍阳痿不举，上方将榛花调为15克、泽泻调为5克、车前子调为10克，予12剂，日一剂，日四次，水煎服。灌肠方照前法续用。

两周后，患者饥饿感消失，怕冷、怕热、腰膝酸软症状改善，仍有阳痿不举。查空腹血糖11.50 mmol/L，餐后2小时血糖16.50 mmol/L，果糖胺2.20 mmol/L，尿素氮6.70 mmol/L，肌酐112μmol/L，尿隐血

（＋），尿蛋白（2＋）。

续服上方用两周后，患者饥饿感消失，怕冷、怕热、腰膝酸软症状好转。查空腹血糖7.50 mmol/L，餐后2小时血糖10.50 mmol/L，果糖胺2.00 mmol/L，尿素氮6.00 mmol/L，肌酐100μmol/L，尿隐血（＋），尿蛋白（＋）。再服上方用两周后，患者腰膝酸软症状明显好转，查空腹血糖7.00 mmol/L，餐后2小时血糖8.50 mmol/L，果糖胺2.00 mmol/L，尿素氮6.00 mmol/L，肌酐100μmol/L，尿隐血（－），尿蛋白（－）。血糖控制理想，尿常规正常。上方3剂加紫河车粉300克研面，3克/次，日两次温水冲服。嘱患者严守"一则八法"，监测血糖、尿常规，有变化及时就诊。

两周后复诊，查尿隐血（－），尿蛋白（－），血糖控制理想。患者主诉晨时有阴茎勃起，但举而不坚，不能过性生活，舌质淡，苔薄白，脉沉细无力。处方如下：枸杞子15克、覆盆子15克、菟丝子15克、人参10克、黄芪50克、黄精50克、熟地15克、鹿茸5克、龟胶10克、蛇床子10克、蜂房10克，7剂，水煎服，两日一剂，一次120毫升，日三次，饭后20分钟温服。方中蜂房味平甘，归胃、肝经，治阳痿。以上诸药共奏补脾益肾、益火壮阳、化瘀通络之功效。两周后复诊，尿常规正常。阴茎尚能勃起，举而不坚，但时间短。效不更方，继续服上方，加虾米10克，12剂，两日一剂，一次120毫升，日三次，水煎服。

四周后复诊，尿常规正常，肝功、肾功、尿酸、心电、血压均正常，性功能恢复，一个月能过一次性生活。停用汤剂，继续服前方面剂加延龄长春丹。随诊半年，血糖均维持在6.00～8.00 mmol/L，餐后2小时血糖8.00～11.00 mmol/L，糖化血红蛋白5.1%。尿常规正常，性功能恢复，肝功、肾功、尿酸、心电、血压均正常，建议续服面药，定期复查。

按语： 此医案因消渴日久失治、情志不遂、饮食失节、过度劳累等导致消渴肾病兼阳痿。我们根据久病入络、伤及脾肾之阳、水湿毒邪泛溢、瘀血贯穿始终的病机特点，法以温补脾肾、解毒通络、活血利水。使血糖、血压趋于稳定，尿蛋白及尿隐血呈阴性，肾功恢复，性功能恢复如常。方以枸杞子、覆盆子、菟丝子、肉桂、小茴香温补肾阳，微微生火；土茯苓、槐花、藿香、竹茹、姜夏、金银花解毒降糖；久病入络则以丹参活血化瘀通络；用人参、黄芪补气健脾，扶正气，增强机体抗病能力；再佐以泽泻、车前子、白茅根利水渗湿消肿；以甘草为使调和诸药。诸药合用，共奏温补脾肾、解毒通络降糖之功，配灌肠药达到泻毒之目的。

延龄长春丹系国医大师任继学教授研制，由鹿茸、海马、蛤蚧、黄精、熟地、龟胶、生晒参、山萸肉、钟乳石、大海米、何首乌、羊霍叶、鹿睾丸、蛇床子等组成，具有补肾壮阳、益火之源、强身健体、延年防老之功效。治疗腰膝酸痛、形寒肢冷、体倦乏力、阳痿早泄、精冷无子等阳虚诸证。延龄长春丹对93例阳虚患者进行治疗，其有率效可达89.24%，其中对63例阳痿患者治疗的有效率可达88.88%，对57例早泄治疗的有效率可达89.47%。可以认为，延龄长春丹是治疗阳虚证，尤其是治疗阳痿、早泄之良药。另外治疗本病关键是嘱其严守"一则八法"，坚持写日记，严格遵守"吃、喝、拉、撒、睡、动、情"七方面的规定，自测空腹血糖及餐后2小时血糖，一周检测一次尿常规，坚持中药治疗，有变化及时就诊。医患同心协力，才可取得满意疗效。

八、消渴肾衰

关于肾衰，张景岳曰："肾中阳气不足，则命门火衰。""无水无火，真阴之病。"赵献可《医贯》曰："命门火衰即肾阳衰微。"且形容命门火的功能如走马灯，油足火旺则动速，油少火微则动缓。灯中火，即人体元气，灯中油，即元精，所以元精亏则元气微，命门火衰即肾衰。

对于消渴肾衰的治疗，清代姜天叙《风劳臌膈四大证治》中："至阴阳两虚之极者，先天之原阴亦虚，命门之真火衰败，则又当以温补命门、回阳固本为主，而补火一着又不可不讲也。"命火衰弱，阳虚三夺统于脾。明代汪绮石《理虚元鉴》中："虽有填精益气补火之各别，而以急救中气为最先，有形之精血不能速生，无形之真气所以急固，此益气之所以切于填精也，回衰甚之火者，有相激之危，续清纯之气者，有冲和之美，此益气之所以妙于益火也，夫气之重于精与火也如此，而脾气又为诸火之原，安得不以脾为统哉。"

遂用消渴肾衰安汤：制附子、肉桂、茯苓、白茅根、大黄、枳实、牡蛎、熟地、玉竹、枸杞子、黄精、黄芪、藿香，厚朴、草果、槟榔、竹茹、姜半夏、姜制洋参、紫河车粉（冲服）。水煎服，一日一剂，每次120毫升，一日三次，饭后温服。

另取外治法为保留灌肠法：大黄、金银花、厚朴、枳实、生牡蛎、黑顺片、土茯苓。水煎，每次100毫升，日一次，睡前保留灌肠。如有眩晕（高血压），用莱菔子、青葙子、吴茱萸、车前子、怀牛膝、炮附子等水煎，泡足降压。如口舌生疮，用川贝、儿茶为末，用舔法服用，4周为1个疗程，

实录一 单某，女，59岁，于2014年4月17日初诊。

主诉：糖尿病6年，注胰岛素治疗5年半。

现证：面色灰暗，身体消瘦明显，口渴，气短乏力，恶心呕吐，纳呆，喜热饮，怕冷，眼睑及四肢皆水肿，大便稀，舌淡，苔白腻垢，口舌多处生疮，脉沉细而无力。查空腹血糖14.8 mmol/L，餐后2小时血糖19.3 mmol/L，糖化血红蛋白8.7%，尿素氮13.7 mmol/L，尿隐血（2＋），尿蛋白（3＋），肌酐259 μmol/L，血压140/90 mmHg，心电正常，肝功、尿酸均正常。

诊断：消渴肾衰，脾肾阳衰、湿浊瘀毒证

治法：健脾益肾、除湿化浊、解毒通络

处置：制附子10克、肉桂10克、土茯苓60克、白茅根50克、大黄10克、枳实10克、牡蛎50克、熟地15克、玉竹10克、枸杞子15克、黄精50克、黄芪50克、藿香10克、厚朴10克、草果5克、槟榔5克、竹茹20克、姜半夏5克、姜制洋参10克，水煎服，一日一剂，每次120毫升，一日三次，饭后温服。另予紫河车粉3克/次，冲服。另用保留灌肠法：大黄、金银花、厚朴、枳实、生牡蛎、黑顺片、土茯苓，水煎，每次100毫升，日一次，睡前保留灌肠。

4月24日二诊，口渴、怕冷减轻，眼睑及四肢水肿消失，夜尿增多，舌淡，苔白腻，脉沉细无力。查空腹血糖11.3 mmol/L，餐后2小时血糖15.8 mmol/L，糖化血红蛋白11.8%，尿隐血（2＋），尿蛋白（2＋）。上方去肉桂，加金樱子10克、芡实10克，12剂。舔服儿茶、川贝面，继续保留灌肠。

5月8日三诊，口不渴，口舌疮消失，怕冷减轻，小便正常，舌淡，苔白，脉沉缓有力。查血压130/80 mmHg，空腹血糖9.6 mmol/L，餐后2小时血糖11.8 mmol/L，糖化血红蛋白7.7%，尿素氮6.7 mmol/L，肌酐199μmol/L，尿隐血（＋），尿蛋白（2＋）。效不更方，12剂，继续水煎服。

5月22日四诊，诸症减轻，不怕冷，二便正常，舌淡，苔白，脉沉缓而有力。查空腹血糖7.6 mmol/L，餐后2小时血糖9.8 mmol/L，糖化血红蛋白7.7%，尿素氮6.7 mmol/L，肌酐169μmol/L，尿隐血（＋），尿蛋白（＋）。因手足麻木，上方加桃仁、红花各10克，上方12剂，继续水煎服。

6月5日五诊，口渴等诸症状消失，不怕冷，手足麻木减轻，小便正常，舌淡，苔白，脉沉而有力。查空腹血糖6.6 mmol/L，餐后2小时血糖7.8 mmol/L，糖化血红蛋白6.7%，尿隐血（－），尿蛋白（±），尿素氮5.7 mmol/L，肌酐109μmol/L。上方12剂，继续水煎服。

6月19日六诊，诸症状消失，有力气，能进食，怕冷减轻，小便正常，舌淡，苔白，脉沉缓而有力。查空腹血糖6.8 mmol/L，餐后2小时血糖7.6 mmol/L，糖化血红蛋白6.7%，尿隐血（－），尿蛋白（－），尿素氮5.7 mmol/L，肌酐96 μ mol/L。上方12剂，9剂水煎服，3剂加紫河车300克为末炒香，封存，一次3克，日三次，温水冲服。嘱患者遵守"一则八法"，注意休息，定期复查。随访至今，病情稳定，生活自理如常人。

实录二 张某，男，54岁，2004年2月24日初诊。

主诉：发现血糖升高3年，口渴喜饮3年。

现证：口渴，饮水量增加，消瘦，尿多，气短乏力，全身水肿，尤以下肢为甚，怕冷，手脚凉，恶心，呕吐，心烦，纳差，大便溏薄，舌质淡有瘀斑，苔厚腻，脉沉弦无力。高血压病史2年，曾在某医院确诊为糖尿病，服用二甲双胍等降糖药物，长期服药效果不显，血糖波动较大。查空腹血糖19.30 mmol/L，餐后2小时血糖24.30 mmol/L，糖化血红蛋白9.3%，果糖胺4.10 mmol/L，尿素氮11.70 mmol/L，肌酐246 μ mol/L，尿糖（3＋），尿蛋白（3＋），尿隐血（2＋）。

诊断：消渴肾衰（脾肾阳衰兼痰浊瘀毒）；氮质血症期

治法：补脾益肾，祛痰化浊，解毒通络

处置：嘱患者严守"一则八法"注意控制饮食，根据体重指数按日需热量进食。继续服用原降压药，余药停服。中药以消渴肾安汤加减：土茯苓100克、白茅根50克、藿香30克、竹茹20克、姜半夏5克、泽泻10克、车前子30克、党参10克、黄芪50克、地榆30克、丹参30克、肉桂10克、小茴香10克、蒲黄炭15克、艾叶炭15克、生地炭15克、金银花20克、榛花15克、甘草5克，日一剂，日四次煎服。另用灌肠药：土茯苓60克、大黄10克、厚朴10克、附子10克、枳实10克、金银花20克，两日一剂，水煎后，日一次，睡前保留灌肠。

服药6剂后，患者呕吐、心烦、纳差、气短乏力、全身水肿症状减轻，舌质淡青，苔薄白，脉沉弦无力。空腹血糖降至12.70 mmol/L，餐后2小时血糖19.30 mmol/L，果糖胺3.70 mmol/L，尿蛋白（2＋），尿隐血（＋）。但觉视力模糊，上方加青葙子15克、决明子15克、枸杞子10克、覆盆子10克、菟丝子20克。

上方续服两周，继用灌肠药。服药14剂后，气短乏力、水肿症状基本消失，怕冷、手脚凉症状明显减轻，舌质淡，苔薄白，脉沉弦。空腹血糖降至7.10 mmol/L，餐后2小时血糖11.30 mmol/L，糖化血红蛋白5.6%，果糖胺2.60 mmol/L，尿素氮7.20 mmol/L，肌酐113μmol/L，尿糖（－），尿蛋白（－），尿隐血（－）。上方去肉桂、小茴香、蒲黄炭、艾叶炭、生地炭。续服两周，继用灌肠药，定期复查。另上方3剂加紫河车粉300克研面，3克/次，日两次温水冲服。嘱患者严守"一则八法"，自测空腹血糖及餐后2小时血糖，一周检测一次尿常规，有变化及时就诊。随访至今，血糖控制理想，尿常规正常，至今未复发。

实录三　单某，女，59岁，2004年4月16日初诊。

主诉：口渴4年，水肿、消瘦1年，加重两周。

现证：患者糖尿病病史4年，身体消瘦明显，口渴，渴喜热饮，怕冷，大便溏薄，眼睑及四肢轻度水肿，舌淡，苔白腻，脉沉而无力。曾在某医院确诊为糖尿病，服用二甲双胍等降糖药物。查空腹血糖14.10 mmol/L，餐后2小时血糖19.80 mmol/L，糖化血红蛋白10.1%，果糖胺4.20 mmol/L，尿素氮13.70 mmol/L，肌酐259μmol/L，尿糖（2＋），尿蛋白（3＋）。此患辨证为毒损脾肾之阳候，根据病因、病机及其发生、发展的过程采取温肾健脾、化湿解毒降糖为治疗方法。

诊断：消渴肾衰（脾肾阳衰兼湿浊瘀毒）；氮质血症期，肾脏病4期

治法：补脾益肾，祛湿化浊，化瘀通络，解毒导邪

处置：嘱患者严守"一则八法"，注意控制饮食，根据体重指数按日需热量进食。中药用温补脾肾、化湿解毒之法，以消渴肾安汤加减：

土茯苓100克、白茅根50克、藿香30克、竹茹20克、姜半夏5克、熟地15克、山药10克、茯苓15克、泽泻15克、车前子30克、山茱萸15克、肉桂10克、小茴香20克、土鳖虫5克、槐花15克、甘草5克，日一剂，日四次煎服。另用灌肠药：藿香30克、大黄10克、肉桂10克、枳实10克、厚朴10克，两日一剂，水煎后，日一次睡前保留灌肠。方以土茯苓、白茅根、槐花、藿香、竹茹、姜半夏解毒降糖；熟地、山茱萸、山药补脾益肾，又有阴中求阳之妙；以茯苓、车前子、泽泻渗水利湿，又可防补益药之滋腻太过；佐肉桂、小茴香，温肾助阳，生少火以生肾气；因患者病程较长，用土鳖虫既可引药入络，又能活血通络；金樱子、芡实补肾固涩；以甘草为使调和诸药。全方具有温肾补脾、解毒通络之功，故可疗脾肾阳虚之证。配灌肠药达到解毒之目的。

服药15剂后，患者口渴怕冷症状减轻，眼睑及四肢水肿消失，夜尿增多，舌淡，苔白腻，脉沉而无力。上方加金樱子10克、芡实10克服两周，继用灌肠药。两周后，患者自诉口渴症状消失，怕冷减轻，小便正常，舌淡，苔白，脉沉而有力，查空腹血糖10.10 mmol/L，餐后2小时血糖13.80 mmol/L，果糖胺2.30 mmol/L，尿素氮6.70 mmol/L，肌酐109μmol/L，尿糖（－），尿蛋白（－）。上方续服两周后，患者自诉口渴症状消失，怕冷消失，小便正常，舌淡，苔白，脉沉缓有力，查空腹血糖7.10 mmol/L，餐后2小时血糖10.80 mmol/L，糖化血红蛋白5.6%，果糖胺2.30 mmol/L，尿素氮6.70 mmol/L，肌酐100μmol/L，尿糖（－），尿蛋白（－）。予上方3剂加紫河车粉300克研面，3克/次，日两次，温水冲服。嘱患者严守"一则八法"，自测空腹血糖及餐后2小时血糖，一周检测一次尿常规，有变化及时就诊。随访至今未复发。

实录四 米某，女，65岁，2005年10月20日初诊。

主诉：发现血糖升高16年，水肿1年，加重两周。

现证：畏寒肢冷，腰膝酸疼，面部及四肢水肿，乏力，大便溏薄，舌淡红且胖大、边有齿痕，苔薄白，脉沉弦无力。曾在某医院确诊为糖尿病，用胰岛素及二甲双胍片控制血糖，疗效不佳，出现尿蛋白（＋），故来我处就诊。查空腹血糖为9.30 mmol/L，餐后2小时血糖8.50 mmol/L，糖化血红蛋白7.6%，尿蛋白（＋），尿隐血（－），尿素氮8.80 mmol/L，肌酐112 μmol/L，尿酸222 mmol/L，血压140/70 mmHg。

消渴肾病，毒寓于邪，毒、虚并存，正虚邪毒交争是消渴肾病的基本病理，毒损肾络、肾元亏虚、肾之体用俱病是糖尿病肾病迁延难愈的根本原因。把握毒邪致病的环节，就是抓住了糖尿病肾病的共性发病环节，也就是抓住了矛盾的主要方面，结合虚实缓急的不同，根据毒邪的性质特点、停留部位、兼挟及病势的发展情况及正气驱邪情况，综合考虑、判断、立法组方，随证治之。针对消渴肾病的临床特点，应注重气阴两虚、肾失封藏、毒损肾络的病机，以此病机为依据，确立解毒通络补肾法，重在保肾。

诊断：消渴肾衰（脾肾阳衰兼湿浊瘀毒）；氮质血症期。

治法：补脾益肾，祛湿化浊，活血祛瘀，通络解毒。

处置：用胰岛素控制血糖，且嘱患者严守"一则八法"，严格控制饮食，低盐、低蛋白饮食，适当运动。方药：菟丝子10克、小茴香10克、枸杞子30克、藿香30克、竹茹20克、姜半夏5克、厚朴10克、大黄10克、车前子10克、茯苓15克、泽泻5克、益母草15克、丹参15克、党参10克、黄芪50克、僵蚕15克、陈皮10克、连翘10克、玉竹15克，日一剂，水煎取汁，日四次于早、午、晚、睡前分温服。药后两周，患者自述畏寒肢冷症状减轻，水肿改善，大便仍干，舌淡红胖大、有齿痕，苔薄白，脉沉弦。上方加芒硝10克以通便，5天后，患者怕冷消失，乏力明显改善，无水肿，大便不干，舌淡红胖大，苔薄白，脉沉弦，查空腹血糖为7.30 mmol/L，餐后2小时血糖8.50 mmol/L，尿素氮8.60 mmol/L，肌酐82 μmol/L，尿酸211 μmol/L，肾功略改善。上方去小茴香、芒硝，加肉苁蓉20克、当归20克润肠通便。至12月1日复查，畏寒肢冷、水肿消失，腰膝酸软改善，乏力减轻，大便不干，舌淡红略胖大，苔薄白，脉弦，查空腹血糖为6.40μmol/L，餐后2小时血糖7.50 mmol/L，糖化血红蛋白4.6%，尿素氮6.60 mmol/L，肌酐52μmol/L，尿酸198 mmol/L，尿蛋白（－），尿隐血（－）。患者病情稳定，予上方3剂加紫河车300克为面，3克/次，日三次温水冲服。嘱其严守"一则八法"，严格控制饮食，按时注射胰岛素，病情变化随诊。

按语： 方中附子、肉桂补肾壮阳，辛热入肾，于水中补火，温助肾中之阳升发少火，鼓舞肾气。消渴安汤中滋阴药用量大，附子、肉桂用量小，取"少火生气"之理，意在"微微生火，则生肾气"，为君药。熟地、玉竹、枸杞子、黄精为消渴安汤中要药，清热生津、益气养阴、活血化瘀。土茯苓甘淡渗利，解毒利湿；白茅根味甘性寒，清热利尿，而达利水消肿、利尿通淋之功。二药合用可祛肾风之湿毒，治水毒、瘀毒。方中大黄行气通腑，泻火解毒；枳实轻下热结，除满消痞；厚朴行气消积，燥湿除满。以上三药合用，为张仲景小承气汤之意。另加草果、槟榔为达原饮，可透达膜原，导邪除疾。方中牡蛎味咸，微寒，归肝、胆、肾经。藿香化湿止呕，治风水毒肿。姜半夏降逆止呕。姜制洋参益元、扶正，此益气之所以妙于益火也。紫河车补精血、益阳气，专治肾阳衰微，精血亏损。诸药合用共奏益肾解毒、益火填精、通络导邪等功效。

第二节　消渴周痹

消渴周痹证相当于西医的糖尿病周围神经病变。对于糖尿病性周围神经病变的辨证分候，中医学界仍然没有统一的标准，各家多根据自身在临床中的经验和体会而辨证。有的认为在糖尿病性周围神经病变形成及发展的过程中，痰、瘀是两个重要的发病因素。因此，在分证论治时，多配合活血化瘀、通络导邪法。周痹，首见于《黄帝内经·灵枢》，已收入《中医药名词》一书中。

目前对糖尿病周围神经病变的治疗大多采用在辨证或辨病的基础上进行专方治疗。多数医生以益气养阴、活血化瘀的方法，用益气养阴、活血通络法治疗糖尿病性周围神经病变，取得了一定的效果。

治疗后，患者临床症状、空腹血糖、血液流变、肢体运动神经传导速度明显改变。有的以活血化瘀法治疗糖尿病性周围神经病变也取得一定的效果，在改善神经传导速度和血液流变方面有不错的疗效。

现在临床上，还有应用中药针剂治疗的。以中药提取的有效成分研制成中药针剂，在临床运用较多的有葛根素注射液、红花注射液、复方丹参注射液、刺五加注射液、川芎嗪注射液、参脉注射液等。如临床上有用葛根素治疗糖尿病周围神经病变，葛根素对血液流变学指标及血脂各项指标在治疗后均有明显改善，说明葛根素注射液具有改善血液流变学、降低血脂等作用。也有用红花注射液治疗的，红花注射液对神经传导速度改善明显，内皮素、血栓素有明显下降，其机制可能是通过改善患者血管内皮细胞功能从而达到治疗目的。

针灸是中医学瑰宝。临床运用针刺疗法来治疗糖尿病性周围神经病变的方式多种多样。如单纯针刺、透刺、电针、经皮穴位电刺激梅花针叩刺、穴位注射、电子灸、火罐疗法等，均获得很好的疗效。用单纯针刺治疗，有效率可达85%，有利于糖尿病性周围神经病变的病理损害的恢复。采用针刺加背部膀胱经走罐的方法治疗，治疗组临床治愈率优于对照组，提示背部膀胱经走罐可加强单纯针刺的疗效。

我用的处方是在辨证基础上，内外同治，灵活应用消渴周痹安汤，并联合应用外用中药汤剂熏洗。外用洗剂虽没有太多的药物组成，却能针对消渴周痹的病机而独下重剂，从而使脉通、痛止。此篇章主要针对消渴周痹安汤的组成和外用洗剂进行详述。

1.组成 消渴安汤加利关汤加减：黄芪50克、龟板10克、穿山甲6克、蝉蜕10克、僵蚕10克、姜黄10克、大黄10克、牡蛎50克、地龙10克、全蝎10克、蜂房10克、白芍20克、当归10克、土鳖虫5克，水煎服，日一剂，水煎取汁120毫升，日四次，早、午、晚饭后20分钟及睡前30分钟分服。

2.来源 消渴周痹的病机关键是气阴两虚，瘀毒阻络。由于消渴日久，阴损及阳而出现气阴两虚，气虚无力运血，阴虚血行不畅，凝而为瘀，蕴结成毒、痹阻血络、毒伤脉络所致。消渴周痹为本虚标实之病证，本虚指消渴气血津液不足，标实指瘀毒阻络，治疗时要标本兼顾。本方来源于消渴安汤与利关汤。而外治法无创伤，不增加患者的痛苦，且费用较低，无论是单用或是配合其他疗法都有良好的疗效。在基础治疗的前提下，运用中医外治可改善局部血液循环，迅速缓解症状，提高神经传导速度，从而达到治疗糖尿病周围神经病变的目的。

3.方解 方中威灵仙、地龙、伸筋草可活血通络，使气血畅通、经络通利，则鼓舞邪气而去；"不荣则痛"，痹证日久，阴虚血少，筋脉失养，白芍、甘草敛阴止痛，养血合营；延胡索、桃仁等活血祛瘀止痛；酌加虫类药物，专能搜剔入络，配合诸药通行内外，出表入里，通络止痛。诸药合用，化瘀通络止痛。本方功效是益气养阴、解毒通络，息风止痛，主治消渴周痹。临床具体应用需要辨证加减：若兼口干则加玄参、石斛、天花粉、五味子、葛根等；若兼消食善饥，则加麦冬、石膏等；若兼多尿，则加益智仁、诃子等。此方由《瘟疫论》三甲散、《伤寒温病条辨》升降散、叶天士周痹方加减而成。

附：外洗方

1.组成 苦参10克、防风10克、土茯苓100克、威灵仙15克、伸筋草10克、豨莶草30克、地龙15克、苏木10克、木瓜15克、鸡血藤15克、透骨草15克、椒目10克、桑枝10克、土鳖虫15克、甘草30克。

2.用法 上方水煎取汁2升，日一次外洗患处。

3.方解 方中防风可祛风、胜湿、止痛，配合清热燥湿之品，其效更甚。苦参清热燥湿、祛风杀虫止痒，《滇南本草》"凉血，解热毒、疗癫，疗皮肤瘙痒，血风癣疮。"上二味祛风之药，用意在于"风能胜湿"。土茯苓解毒除湿，通利关节，助君臣解毒除湿外，还能引诸药通行关节经络，使药力直入而逐邪之力更强。方中威灵仙、地龙、伸筋草活血通络，使气血畅通，经络通利，则鼓舞邪气而去。痹证日久，阴虚血少、筋脉失养，甘草敛阴止痛，养血合营。酌加虫类药物，专能搜剔入络，配合诸药通行内外，出表入里，通络止痛。诸药合用，化瘀通络止痛。

4.治病治本实录

实录一 赵某，男，50岁，2011年6月初诊。

主诉：发现血糖升高5年，加重1个月。

现证：口干、不欲饮，气短，乏力，倦怠，尿多，手足震颤、麻木，肢寒怕冷，左趾疼痛，夜尿多，消瘦，体重减少5千克，两目干涩、视物模糊，呕恶，心烦，腰膝酸软，耳鸣，足跟痛，大便秘结，舌质红，苔白腻，脉弦滑。查空腹血糖13.00 mmol/L，餐后2小时血糖18.00 mmol/L，糖化血红蛋白9.6%，尿酸480μmol/L，尿素氮、肌酐均为正常值范围，尿蛋白（＋），尿隐血（－），心电图正常，血压150/95 mmHg。在某医院确诊为糖尿病周围神经病变，用过胰岛素，后曾停用胰岛素1年，现已恢复注射胰岛素治疗，早8u、晚8u，口服二甲双胍片，日二次，饭中口服。但今仍有乏力倦怠，手足麻木、发凉怕冷、疼痛，时有感觉异常，拇趾疼痛加剧遂到我处就诊。查肝功、肾功正常，尿酸560μmol/L，无痛风石。

诊断：消渴周痹（气阴两虚兼瘀毒证）；高尿酸血症

治法：益气养阴，解毒通络，蠲痹息风，活血止痛

处置：消渴周痹安汤加减：①鸡血藤10克、全蝎5克、蜂房5克、威灵仙10克、伸筋草10克、土鳖虫5克、秦皮10克、秦艽10克、山慈菇10克、猫爪草10克、车前子（包煎）10克、制附子5克、肉桂10克、甘草5克。②黄芪50克、龟板10克、穿山甲6克、蝉蜕10克、僵蚕10克、姜黄5克、大黄10克、生牡蛎（先煎）50克、地龙15克。每剂药加全核桃2个，打碎后加入，上两方交替服用，日一剂，分三次服用，一次120毫升，饭后20分钟水煎温服。

另予外洗方：苦参10克、防风10克、土茯苓100克、威灵仙15克、伸筋草10克、豨莶草30克、地龙15克、苏木10克、木瓜15克、鸡血藤15克、透骨草15克、椒目10克、桑枝10克、土鳖虫15克、甘草30克。水煎取汁3升，待温凉后睡前泡双足20分钟，日一次。嘱其严守"一则八法"，严格控制饮食，控制血糖。

经两周治疗后，手足麻木好转，感觉异常消失，拇趾疼痛减轻，效不更方。继服14剂后，乏力、倦怠、口渴消失，身上有气力，手足麻木明显好转，怕冷的感觉消失，拇趾疼痛消失，舌质红，苔薄白，脉弦滑。查空腹血糖5.80mmol/L，餐后2小时血糖9.80mmol/L，尿酸400μmol/L，肌酐100μmol/L，尿素氮6.90mmol/L，尿隐血（－），尿蛋白（－），心电图正常，血压140/90mmHg。根据以上情况，上方去龟板、大黄、山慈菇、猫爪草、秦皮、秦艽，加钩藤（后下）40克、夏枯草15克、怀牛膝10克，14剂，水煎服，服法同上。

两周后就诊，所有临床症状消失，舌质红，苔薄白，脉弦滑，尿常规

正常，心电图正常，血压140/85 mmHg，尿酸200μmol/L，肝功正常，尿素氮5.80 mmol/L，肌酐96μmol/L，空腹血糖5.80 mmol/L，餐后2小时血糖7.80 mmol/L，糖化血红蛋白7.0%。上方7剂，一剂两天，一次120毫升，饭后20分钟水煎温服。泡足方7剂，一剂两天，一次水煎3升，泡足20分钟，睡前日一次。另予紫河车粉200克，每次2克，日三次，温水冲服。嘱每周查一次尿常规，每月查一次肝功、肾功、心电，每日量血压，如无明显症状，不用来就诊，注意饮食控制，情绪调畅，适当运动，必要时复查。该患经两个月治疗，临床治愈，随访至今未见复发。

按语：该患系消渴周痹病患，患有糖尿病周围神经病变兼有痛风。

中医并病同治，方中山慈菇、猫爪草、秦艽、秦皮、蜂房、车前子、黄芪、当归、白芍、全蝎、地龙、穿山甲、土鳖虫合为消渴周痹安汤。方中山慈菇味辛寒，清热解毒，消痈散结；猫爪草味辛平，清热解毒，散结消肿。二药合用清热解毒，散结消痈，为君药。秦艽甘平，祛风湿，舒筋骨，主止痛；秦皮苦寒，清热解毒，蠲痹止痛；蜂房味苦平，除痹止痛，祛风攻毒；车前子甘寒，清湿热，利小便，除湿痹。四药合用清热除湿，散瘀消肿蠲痹止痛，为臣药。穿山甲味咸微苦，活血通络；全蝎味甘平，解毒散结，息风止痉，通络止痛；地龙清热息风，活血通络；黄芪味甘，益气升阳，生血通络；当归味甘辛温，补血活血，消肿止痛；白芍味甘，养血补血，柔肝止痛。以上六药同用益气养阴、活血通络、散瘀止痛，共为佐药。土鳖虫味咸寒入肝、入血分，破血化瘀，通络止痛，引诸药入血脉，搜剔血中之邪为使药。

以上诸药合用共奏清热解毒、消肿散结、通络止痛、蠲痹除邪之功。故该患症状消除，病症治愈，恢复健康，至今未犯。保持心情愉快，控制饮食，合理用药，提高生活质量。随访至今未见复发，已正常参加工作。

实录二 耿某，女性，54岁，2000年1月22日初诊。

主诉： 手足麻木1个月，加重伴刺痛1周。

现证： 患者糖尿病病史3年，口干渴，多饮，多食易饥，多尿，乏力，自汗、盗汗，耳鸣，四肢麻木刺痛、发冷，感觉障碍，饮食未控制，睡眠差，舌质紫暗，苔白，舌体略大，边有瘀点，脉沉细涩。3年前饮一溲一，体重明显下降，查空腹血糖高（具体数值不详），尿糖阳性，在某医院确诊为糖尿病周围神经病变，间断服用消渴丸、瑞易宁等药物。1月前开始出现双下肢麻木、发冷，现服用瑞易宁2片，日一次，餐前半小时服用，血糖未系统监测，病情时轻时重。查空腹血糖13.30 mmol/L，餐后2小时血糖17.80 mmol/L，糖化血红蛋白7.4%，肝功、肾功、尿酸正常，尿常规正常，血压130/80 mmHg。

诊断： 消渴周痹（气阴两虚夹瘀毒）

治法： 益气养阴，蠲痹息风，活血通络

处置： 予消渴周痹安汤加减：豨莶草30克、益母草30克、大黄10克、陈皮10克、地龙30克、金银花20克、甘草5克，7剂，日一剂，水煎服。重用黄芪以益气。生地、知母、玉竹、黄连、地骨皮、大黄、金银花共奏滋阴清热之效。丹参、益母草、地龙以活血通络。嘱其严守"一则八法"，严格控制饮食，控制血糖，并配合宣痹通脉止痛浴足汤加减，7剂，日两次，煎汤外用。

用药一周后，口干渴多饮明显减轻，双下肢麻木刺痛亦改善，汗出较少，尿路灼热，舌质淡，苔黄腻，脉沉细。查空腹血糖13.60 mmol/L，餐后2小时血糖15.30 mmol/L，尿常规示：白细胞散在满视野。症状有所减轻，辨证兼夹下焦湿热，随证加用土茯苓100克以清热解毒、除湿化浊，12剂水煎服，外用浴足方继用。

两周后再诊，患者双下肢麻木刺痛于劳累后出现。自述服药后小腹凉，便溏，日行一次，查空腹血糖10.90 mmol/L，餐后2小时血糖

12.30 mmol/L，尿常规示：白细胞1～3个/HP。患者症状明显减轻，但见小腹凉，大便溏，考虑上方偏于寒凉，故调整方剂去大黄、土茯苓，加肉桂5克、小茴香5克以温补脾肾之阳，上药6剂，两日一剂水煎服。6剂后，患者状态好，无不适感，四肢麻木刺痛感消失，饮食控制较好，并能配合运动，舌质红，苔白，脉沉。查空腹血糖6.60 mmol/L，餐后2小时血糖10.30 mmol/L。患者诸症消，舌脉调和，调整方剂以益气、养阴、清热为主，佐以活血通络之品，巩固疗效。方药为：生地黄30克、玉竹10克、黄连5克、知母10克、榛花15克、枸杞子30克、青蒿10克、丹参15克、益母草15克、豨莶草15克、甘草5克，水煎服。6剂后，舌质红，苔白，脉沉细，查空腹血糖5.60 mmol/L，餐后2小时血糖7.30 mmol/L，糖化血红蛋白4.6%。予上方3剂加紫河车300克研面冲服，每次3克，每日三次，温开水冲服。

嘱其严守"一则八法"严格控制饮食，控制血糖，适当运动，定期测血糖，病情有变化，随时就诊。

实录三　史某，男，56岁，2011年12月6日初诊。

主诉：四肢麻木疼痛1年，加重两周。

现证：患者糖尿病病史5年，近1月出现四肢欠温刺痛，行走困难，不耐久立久行，伴倦怠乏力，腰膝酸软，口渴，多饮，多尿，舌质偏暗，苔薄白，脉沉细。查空腹血糖12.80 mmol/L，餐后2小时血糖17.30 mmol/L，果糖胺3.2 mmol/L。在某医院确诊为糖尿病周围神经病变，间断服用消渴丸、瑞易宁等药物。近两周出现口渴，多饮，多尿，手足热且麻木疼痛，舌质偏暗，苔薄白，脉沉细。查空腹血糖11.3 mmol/L，餐后2小时血糖15.80 mmol/L，糖化血红蛋白6.3%，血压130/80 mmHg，肾功、尿酸正常，尿常规正常。

诊断：消渴周痹（阴虚燥热夹瘀毒）

治法：滋阴清热，蠲痹活血，解毒通络

处置：予消渴周痹安汤加地龙30克、豨莶草30克、威灵仙15克、全蝎5克，6剂，水煎服，每日一剂，每次口服120毫升，于早、午、晚、睡前分四次服。另予宣痹通脉止痛浴足汤加减，日两次，煎汤外用。

消渴周痹安汤立意于集益气、养阴、化瘀、解毒、通络为一体，使阴阳平衡，消渴、脉痹同治而取效。人参、生地黄二药共享有益气养阴之功效，故为君药。地龙、黄芪、豨莶草、威灵仙四药合用为臣，共奏益气生津、养阴清热、通经活络之功。丹参、全蝎、槐花三味为佐使药，既增君臣药活血养血之功，又助其通行血脉、解毒止痛之效。以上诸药相伍合用，滋而不腻，补而不滞，寒而不伤阳，温而不伤阴，通调血脉，化瘀解毒生新，共奏益气养阴、解毒通络之功。再配合大量的活血化瘀止痛的外用药，疗效显著。

6剂药后，患者诸症减轻，舌脉改善，手足尚有麻木、刺痛感，继续予外用药浴足。上方加伸筋草15克、姜黄10克、延胡索20克、白术20克，6剂水煎服后，患者诸症好转，舌质淡红，脉沉缓无力而数，查空腹血糖8.30 mmol/L，餐后2小时血糖11.30 mmol/L，果糖胺2.80 mmol/L，手足麻木、刺痛感减轻，上方重用黄芪100克，水煎服。重用黄芪，与地龙合用，旨在益气，通络解毒，实是对药之妙用。内服加外用药联合治疗2个月余，患者肢端麻木、刺痛等明显减轻，诸症状、体征完全消失。查空腹血糖6.10 mmol/L，餐后2小时血糖8.30 mmol/L，糖化血红蛋白4.7%，果糖胺2.50 mmol/L。上方3剂加紫河车300克研面，每次3克，每日三次，温开水冲服。

嘱其严守"一则八法"，严格控制饮食，控制血糖，适当运动，定期测血糖，病情有变化，随时就诊。

第三节　消渴痛风

其病为平素多食膏粱厚味，致脾失运化，痰湿内生。或为先天禀赋不足兼受外感风寒湿热之邪，寒邪郁久化热，湿热凝练生痰，湿、热、痰、浊、瘀、毒互结成毒邪，毒损经络，痹阻经脉，脏腑积热，湿热痰浊流注于关节、肌肉、骨骼，气血运行不畅而成消渴痛风病。本病在中年男性中多见，第1跖趾关节多见痛风石沉积，治法宜蠲痹止痛，清热利湿，解毒通络。痛风病名首见于《丹溪心法》。

1.组方　消渴痛风安汤加猫爪草、山慈菇、豨莶草、穿山龙、蜂房、桑枝、秦皮、秦艽、薏苡仁、车前子、全蝎、核桃。

2.来源　本方是由消渴安汤、蠲痹汤、消渴周痹安汤方化裁而成。

3.方解　方中山慈菇，辛寒，有小毒，可清热解毒，消痈散结，《本草正义》曰："能散坚消结，化痰解毒……其力颇峻。"虽有小毒，取其以毒攻毒之意，用量不大，但功专力宏。猫爪草，解毒消肿，化痰散结，《中草药手册》记载："消肿，散结。"上二药，清热、解毒、消肿为主，共为君药。方中豨莶草，有祛风湿、通经络、利关节的作用，尤善化湿热之邪，《本草图经》曰："治肝肾风气，四肢麻痹，骨间痛……肌肉顽痹。"穿山龙，味苦，性微寒，祛风除湿，活血通络，《东北药植志》记载："舒筋活血，治腰腿疼痛，筋骨麻木。"蜂房，甘平，祛风通络止痛，《神农本草经》曰："主惊痫瘛疭，寒热邪气，癫疾，肠痔。"上三药合用，助君药解毒消肿，并能除湿通利，共为臣药。方中秦艽，舒筋络，祛风湿，《本草新编》曰："通利四肢，能止诸痛。"秦皮，清热解毒燥湿，苦寒兼涩，燥中有收，《神农本草经》曰："主风寒湿痹。"桑枝祛风通络。全蝎息风解毒，通络止痛。薏苡仁，甘淡，微寒，具有健脾、利水、除湿、清热的作用，善能除湿，使病邪从小便而解，《神农本草经》曰："主筋急拘挛，不可屈伸，风湿痹，下气。"车前子，利水清热，《神农本草经》曰："利水道小便。""行水之功多。"引邪从小便而出，共为佐使药。以上诸药合用，共奏通调水道、祛风通络之功。

具体应用时要辨证加减：发热加大青叶、板蓝根、鱼腥草；肿痛甚加全蝎、蜈蚣、延胡索、核桃仁；下肢痛甚，加怀牛膝、木瓜、穿山龙、威灵仙、豨莶草；寒甚加小茴香、肉桂；湿重加防己、木瓜；痛风石加海金沙、金钱草、内金、天南星；关节疼痛甚，加鸡血藤、威灵仙、延胡索、桃仁、红花；关节变形加全蝎、蜈蚣、穿山甲；局部破溃加黄芪；疼痛较甚加制川乌、制草乌、延胡索；怕冷加制附子；怕热加生地、知母。

4.治病治本实录

梁某，男，36岁，2010年5月25日初诊。

主诉：右侧跖趾关节疼痛，痛风石沉积1年，加重一周。

现证：患者糖尿病病史5年，右侧跖趾关节红肿疼痛夜甚，身体多处可见痛风石沉积硬块，乏力，眠差，耳鸣，腰酸，腿痛，多饮，多尿，手足热，大小便正常，饮食控制，舌质红，苔微黄，脉沉细而数。在某医院确诊为糖尿病合并痛风病，用秋水仙碱、布洛芬。查血压140/90 mmHg，空腹血糖8.30 mmol/L，餐后2小时血糖11.30 mmol/L，糖化血红蛋白8.7%，尿酸499 μmol/L，血常规、尿常规、肝功、肾功正常，心电图正常。

诊断：消渴痛风（气阴两虚兼湿热瘀毒）

治法：益气养阴，清热利湿，蠲痹止痛，解毒通络

处置：猫爪草10克、山慈菇10克、蜂房5克、全蝎5克、穿山甲5克、地龙5克、土茯苓60克、西洋参10克、枸杞子20克、桑枝10克、车前子10克、全蝎5克、核桃2枚、秦艽10克、秦皮10克、茯苓15克、泽泻5克、薏苡仁30克、甘草5克、海金沙30克、金钱草30克、生姜10克，给予7剂，分早晚水煎口服150毫升，日两次。嘱其严守"一则八法"，严格控制饮

食，以低嘌呤饮食为主，严格控制血糖。口服碳酸氢钠片5片，日三次，饭后温水冲服。一周后复诊，患者自诉手足关节疼痛、腰腿酸痛微有改变，眠可，饮食可，大小便可，舌质红，苔薄白，脉弦滑，查尿常规正常。调整方剂，猫爪草10克、山慈菇10克、秦艽10克、秦皮10克、车前子10克、茯苓15克、泽泻5克、薏苡仁30克、甘草5克，给予7剂，分早中晚水煎口服150毫升，一剂药服用两天。两周后腰腿酸痛微有改变，眠可，饮食可，大小便可，舌质红，苔薄白，脉弦滑，查尿常规正常。

　　三诊调整方剂，猫爪草10克、山慈菇10克、秦艽10克、秦皮10克、车前子10克、茯苓15克、泽泻5克、薏苡仁30克、甘草5克，给予7剂，分早、中、晚水煎口服150毫升，一剂药服用两天。加控制饮食，以低嘌呤饮食为主。

　　四诊时患者自诉手足关节疼痛、腰腿酸痛有明显改善，全身无明显症状，舌质红，苔薄白，脉弦滑。查尿常规正常，血压140/90 mmHg，空腹血糖6.30 mmol/L，餐后2小时血糖9.30 mmol/L，血常规、尿常规、肝功、肾功正常，尿酸425μmol/L，心电图正常。同上方给予7剂，水煎服，一剂服两天，一次150毫升，早晚温服，加控制饮食，以低嘌呤饮食为主。

　　再次复诊，患者自诉手足关节疼痛、腰腿酸痛症状已好转，眠可，饮食可，大小便可，舌质红，苔薄白，脉弦滑。查血压130/80 mmHg。查空腹血糖6.30 mmol/L，餐后2小时血糖8.30 mmol/L，糖化血红蛋白4.9%，尿酸降到380 mmol/L。再给予上方7剂，水煎服，一剂服两天，一次150毫升，早晚温服，加控制饮食，以低嘌呤饮食为主。嘱其严守"一则八法"，严格控制饮食，控制血糖，适当运动，定期测血糖，病情有变化随时就诊。随访至今没有复发，临床已治愈。

第四节 消渴合并高尿酸血症

消渴日久不愈，燥热、湿浊、痰瘀闭阻肢体经脉，侵蚀关节筋骨，内损脏腑，肝脾肾皆损，湿浊痰瘀互结为毒邪，再加外感风寒湿热之邪、酗酒、膏粱厚味肥食所伤，毒邪流注关节、肌肉、骨骼，使气血不畅，出现关节、肌肉红肿热痛、麻木、重着、屈伸不利等形成消渴合并高尿酸血症。

1.组方 消渴安汤、痛风汤加猫爪草、山慈菇、秦艽、穿山甲、地龙、秦皮、土茯苓、薏苡仁、车前子。

2.来源 消渴安汤、痛风安汤方加减而成。

3.方解 方中猫爪草味甘温，主要入肝、肺经，解毒散结止痛。山慈菇主要入肝、胃经，以清热解毒，散结止痛。穿山甲活血通络，消肿散瘀。地龙清热息风，活血通络，利尿排石。土茯苓清热解毒，祛风除湿，通利关节。车前子清热利湿，通利小便，祛湿除痹，让湿热之邪从小便排出。秦艽主要入肝、胃经，祛风湿，通经络，止痹痛。秦皮主要入肝与大肠经，以清热解毒燥湿。人参味甘，大补元气，止渴生津，调和营卫，防秦艽之伤阴，达清而不伤正。枸杞子滋补肝肾，滋阴消渴，善治肾阴，且性平不寒无伤阳之虞，以护阴阳。诸药合用共奏解毒通络止痛、清热利湿的疗效。

4.治病治本实录

实录一 赵某，女性，52岁，2012年4月30日初诊。

主诉：跖趾关节疼痛加重1个月。

现证：患者糖尿病病史5年，第1跖趾关节疼痛，双下肢麻木不适，腰膝酸软，两目干涩，视物模糊，神疲乏力，多汗，夜间尤甚，大便干结，小便频，夜尿两到三次，睡眠差，舌质绛，苔少，脉沉细数。饮食控制不严格。5年前单位体检中查空腹血糖8.30 mmol/L,诊断为2型糖尿病,后间断服用消渴丸、达美康等。现查空腹血糖12.30 mmol/L,餐后2小时血糖16.30 mmol/L,尿酸480μmol/L,糖化血红蛋白7.6%,果糖胺3.40 mmol/L,尿素氮14.80 mmol/L,肌酐70μmol/L,血压130/80 mmHg。

诊断:消渴合并高尿酸血症(气阴两虚兼瘀毒)

治法:益气养阴,蠲痹除湿,祛瘀解毒

处置:以消渴安汤为底方,加金银花10克、人参10克、益母草10克、青蒿10克、秦艽10克、土茯苓100克、车前子10克、甘草5克,7剂,日一剂,水煎服。嘱患者坚守"一则八法",坚持糖尿病饮食、适量运动,并限制动物内脏、啤酒、海鲜等高嘌呤、高胆固醇食物的摄入。

患者服药后,症状明显减轻,但仍感睡眠不佳,舌质红,苔薄白,脉沉细。查空腹血糖10.20 mmol/L,餐后2小时血糖13.30 mmol/L。故以上方加酸枣仁20克、柏子仁20克、夜交藤20克,6剂,日一剂,水煎服。药后患者自诉睡眠好,无不适感,查空腹血糖8.80 mmol/L,餐后2小时血糖13.30 mmol/L。给予患者消渴安汤加榛花10克、秦艽10克、车前子10克、金银花20克、益母草10克、甘草5克,12剂,日一剂,水煎服。四诊时查空腹血糖6.80 mmol/L,餐后2小时血糖11.30 mmol/L,糖化血红蛋白5.9%。上方3剂研面,一次口服3克,每日三次,温水冲服,并嘱其坚持饮食控制及进行运动,定期复查。随访至今未见复发。

实录二 尹某,男,54岁,身高171厘米,体重85千克,2012年9月20日初诊。

主诉:跖趾关节疼痛1年,加重两周。

现证:患者糖尿病病史10年,口渴喜饮,汗出,畏寒,乏力,头晕,视力模糊,耳鸣,腰膝酸软,失眠多梦,跖趾关节疼痛,足跟痛,尿频尿急,起夜4~5次,大便不成形。10年前某医院诊断为2型糖尿病,用精蛋白生物合成人胰岛素注射液早15u、晚13u，餐前30分钟皮下注射以降血糖。既往高血压病病史20年，血压最高可达210/120mmHg，现服用硝苯地平控释片，每次一片，日两次口服，血压控制情况不详。今查血压190/120mmHg，空腹血糖6.95mmol/L，餐后2小时血糖13.30mmol/L，糖化血红蛋白7.8%，尿隐血（－），尿蛋白（－），肌酐94μmol/L，尿酸623μmol/L。舌质红，苔黄腻，脉弦数。

诊断：消渴合并高尿酸血症（气阴两虚兼痰瘀浊毒）；高血压

治法：益气养阴，蠲痹除湿，祛痰化瘀，解毒通络

处置：予消渴安汤，人参改西洋参，加陈皮10克、黄精50克、金荞麦10克、金莲花10克、木蝴蝶10克、马勃5克、猫爪草10克、山慈菇10克、秦艽10克、秦皮10克、车前子10克、薏苡仁15克、生姜10克，7剂，日一剂，每次100毫升，早、午、晚饭后及睡前水煎温服。方中黄芪、黄精用量均50克，在治病之始终起到补益气血之功，气足则血行，血行则瘀自除。另嘱患者坚守"一则八法"，坚持糖尿病饮食，忌食肉类、豆制品等高蛋白饮食，避免劳累，调情志。另予中药泡脚降血压，车前子（包煎）10克、透骨草10克、吴茱萸10克、牛膝10克、制附子5克，7剂，日一剂，水煎3升，温时睡前泡脚。

二诊时患者自述症状有所好转，但依然尿频、尿急。舌质红，苔黄，脉细数。查空腹血糖6.50mmol/L，餐后2小时血糖11.70mmol/L，尿隐血（－），尿蛋白（－），血压150/100mmHg。上方加苍术10克、黄柏10克，水煎服。

三诊时患者自述近期症状有些反复，偶有腰酸乏力，尿频、尿急症状渐轻，舌质红，苔微黄，脉沉细数。查空腹血糖为5.40mmol/L，餐后2小时血糖9.20mmol/L，血压140/98mmHg，尿隐血（－），尿蛋白（±）。上方加金银花10克、诃子10克、芡实10克，7剂水煎服。

四诊，药后患者自述症状大有好转，舌质红，苔薄白，脉沉缓无力。

查血压130/90 mmHg。又予上方12剂，水煎服。

五诊，患者自述最近腰膝酸软明显缓解，偶有乏力，余症状均基本消失，舌质红，苔薄白，脉沉有力。查空腹血糖4.30 mmol/L，餐后2小时血糖7.40 mmol/L，尿隐血（－），尿蛋白（－），血压150/95 mmHg。上方加杜仲10克、桑寄生30克、莱菔子15克、怀牛膝10克，7剂水煎服。另给予紫河车粉200克，一日一到两次，每次1克温水送服。

六诊，患者自述最近腰膝酸软缓解，余症状消失，舌质红，苔薄白，脉沉有力。查空腹血糖4.6 mmol/L，餐后2小时血糖7.8 mmol/L，尿酸400 μmol/L，尿隐血（－），尿蛋白（－），血压130/80 mmHg。上方7剂研面，每日三次，每次3克，温水送服。

患者再次就诊，已无明显不适症状。查空腹血糖4.50 mmol/L，餐后2小时血糖5.70 mmol/L，糖化血红蛋白5.8%，尿隐血（－），尿蛋白（－），血压130/75 mmHg。再予上方3剂研面，每日三次，每次3克，温水送服。并嘱其坚持"一则八法"，坚持饮食控制及进行适量运动，定期复查。随访至今未见复发。

实录三　郜某，男，35岁，身高173厘米，体重95千克，2012年11月6日初诊。

主诉：口渴多饮4天。

现证：体重下降10千克，怕热，乏力，口渴，饮水多，口苦，尿多，耳鸣，足跟疼痛，偶有手脚发麻，舌质红且体大，苔薄白，脉弦细无力。4天前于某医院体检发现血糖高，空腹血糖18.00 mmol/L，餐后2小时血糖26.70 mmol/L，糖化血红蛋白8.9%，诊断为2型糖尿病，予以胰岛素治疗，早、午、晚各12 u，皮下注射。既往脂肪肝病史7年，否认家族史、过敏史。查血压135/85 mmHg，尿隐血（－），尿蛋白（－），心电图未见异常。

患者平素过食油腻，从而使脾胃运化失司，且情志失调，肝木克土，土郁化热，热极化火，耗气伤阴，加之先天禀赋、真阴不足，病久入络，形成气阴两虚兼瘀证候。

　　诊断：消渴合并高尿酸症（气阴两虚挟瘀证）

　　治法：益气养阴，活血祛瘀，蠲痹除湿，通络解毒

　　处置：予消渴安汤加黄精50克、连翘10克、金银花10克、茯苓15克、猫爪草10克、山慈菇10克、秦艽10克、秦皮10克、车前子（包煎）10克、泽泻5克、炒薏苡仁30克、蜂房5克、豨莶草15克、穿山龙10克，7剂水煎服，日一剂，分四次服用，一次120毫升。

　　高尿酸症主要由于湿热、瘀毒阻滞经络关节。山慈菇清热解毒、消痈散结，《本草正义》"能散坚消结，化痰解毒……其力颇峻。"秦艽舒筋络、祛风湿，《本草备要》"苦燥湿，辛散风……养血荣筋。"秦皮清热解毒燥湿，《名医别录》"逐膀胱、三焦停水。"上药合用，助君药解毒消肿，并能除湿通利。泽泻利水渗湿，《药品化义》"清润肺气，通调水道，下输膀胱。"车前子利水清热；茯苓利水渗湿。上三药合用，通调水道，引邪从小便而出。上方合用，药少而效良，共奏解毒消肿、清热除湿之功。成药予六味地黄丸、血府逐瘀胶囊和碳酸氢钠片口服，并停止使用胰岛素。嘱患者严格控制饮食，适量运动，记录每天的饮食及活动。

　　二诊，患者空腹血糖5.20 mmol/L，餐后2小时血糖10.20 mmol/L。口苦、口渴症状明显好转，偶有心悸，乏力，舌质红，苔薄白，脉弦细无力。予上方12剂，水煎服。

　　三诊，空腹血糖6.00 mmol/L，餐后2小时血糖5.40 mmol/L。乏力、耳鸣症状减轻，舌体大，有齿痕，苔薄白，根部微黄。予上方7剂，水煎服。

　　四诊，患者空腹血糖5.10 mmol/L，餐后2小时血糖5.20 mmol/L，糖化血红蛋白为4.6%。无明显不适，舌质红，体大，苔薄白，脉沉缓。予上

方5剂研面，每次3克，每日三次温水冲服。

嘱患者坚持"一则八法"，坚持饮食控制及进行运动，适寒温，调情志，定期复查血糖、尿酸，有变化随时就诊。随访至今未见复发。

第五节　消渴足

消渴日久不愈，湿浊、郁火、痰瘀、燥热、外毒互结为毒邪，久病入络，毒邪入足络，其毒上犯下袭，发为血脉受损、筋脉失养之疾。络之为病，其毒下袭，外而皮腠、筋骨、肌肉之络，下而肢节之络，皆可为病。毒邪可循络到达足并证脏腑日久，邪毒损伤脉络，经脉失养，热毒内蕴，发为足部麻木、刺痛、灼热，甚至成为溃破、坏疽等为主证的本虚标实之病证，此为消渴足。

1.组方　消渴足安汤为消渴安汤加玄参20克、金银花20克、当归10克、黄芪50克、鸡血藤10克、地龙15克、血竭3克、蜈蚣1条、全蝎5克、土鳖虫5克、核桃2个、甘草5克。

2.来源　本病为消渴日久，久病入络，久病多瘀，不通则痛，辨证为气阴两虚挟瘀证。治以益气养阴，清热解毒，活血化瘀，通络导邪。本方来源于吴有性《瘟疫论》中的三甲汤、升降散，以及《验方新编》四妙勇安汤合，化裁而成。

3.方解　方中玄参味苦，微寒，入肝、肾、胃经，清热养阴，解毒散结，滋阴降火，凉血解毒；金银花味苦，性寒，清热解毒，清泻疏散，与玄参、当归、甘草配伍，治疗热毒脱疽。此二药合用共奏清热泻火解毒之功，既清气分邪热，又解血分热毒，为君药。

人参、生地，养阴益气；当归温润，活血化瘀，生血养血，疏通血脉；黄芪益气升阳，补中通络，托里生肌；鸡血藤行血补血，舒筋活络，止血疗疮。上药合用，共奏益气养血、活血化瘀、生肌疗疮之功，为臣药。

方中地龙味咸微寒，入肝、脾、肾经，清热息风，活血通络，消肿止痛。全蝎、蜈蚣味辛平，息风止痛，解毒散结，通络止痛。土鳖虫苦咸入肝经，破血逐瘀，消症散结，疗伤止痛。核桃，补气养血，补肾益精，润通血脑，解毒散肿。黄连，清热燥湿。牡丹皮、地骨皮滋阴以清虚热。槟榔、草果、厚朴取达原饮之意，能导邪外出。更用清热解毒之豨莶草通络导邪。上药合用，共奏活血通络、解毒消肿、疗伤止痛之功，为佐药。

方中甘草，补中益气，解毒增效，调和诸药，为使药。

以上二十二味，共奏解毒泻火、活血通络、消癥散结、疗伤止痛之功，是治疗脱疽有效方剂也。

4.治病治本实录

耿某，女性，54岁，2000年1月22日初诊。

主诉：口干渴、多饮、多尿3年。

现证：口渴喜饮，甚则饮一溲一，体重明显下降，查空腹血糖高，尿糖阳性，而诊断为糖尿病，间断服用达美康、瑞易宁、康络素等药物。1个月前开始出现双下肢麻木、刺痛发冷，右足趾颜色暗黑，出现紫红色点状溃疡面。现服用瑞易宁两片，日一次，早餐前半小时服，血糖未系统监测，病情时轻时重。现口干渴，多饮，多食易饥，多尿，乏力，自汗、盗汗，双足麻木刺痛，发冷，感觉障碍，睡眠差，舌质紫暗，苔白，舌体略大，边有瘀点，脉沉细涩。

查空腹血糖20.30 mmol/L，糖化血红蛋白10.3%，尿糖（3+）。心电图正常，血压122/80 mmHg。

诊断：消渴足（气阴两虚挟瘀证）

治法：益气养阴，清热解毒，活血通络

处置：消渴足安汤加生地30克、黄连10克、豨莶草30克、丹参30克、地骨皮20克、人参10克、黄芪50克、厚朴10克、草果10克、槟榔10克，水煎服，日一剂，一日三次，一次120毫升，饭后口服。嘱患者坚持"一则八法"，坚持饮食控制及进行运动，适寒温，调情志。

另予足浴法：土茯苓100克、防风10克、苦参10克、地肤子10克、百部10克、蛇床子10克、透骨草10克、苏木10克、威灵仙15克、伸筋草15克、木瓜15克、金银花20克、制附子10克、甘草15克。水煎服，取汁两到三升，泡脚20~30分钟，配合运动疗法。

坚持用药至2月17日，患者状态好，无不适感，四肢麻木、刺痛、溃疡点消失，饮食控制较好，并能配合运动，舌质红，苔白，脉沉，查空腹血糖6.60 mmol/L。

调整方剂：西洋参10克、黄芪50克、生地30克、玉竹10克、黄连5克、知母10克、榛花15克、枸杞子30克、青蒿10克、丹参15克、益母草15克、豨莶草15克、生姜10克、甘草5克。3剂研面，一次口服3克，日三次，温水冲服。

嘱患者坚持"一则八法"，坚持饮食控制及进行运动，适寒温，调情志，定期复查血糖、尿酸，有变化随时就诊。随访至今未见复发。

第六节　消渴心病

消渴心病包括糖尿病性冠心病、糖尿病性心肌病、糖尿病性自主神经病变，是由于消渴迁延不愈，致毒损心络之变。其临床表现相当于"消渴""心悸""怔忡""胸痹""惊悸""胸痛""心痛""厥心痛""真心痛"等证范畴，以心气虚、心阴虚为主，兼血瘀。是本虚标实之证。

具体言之，消渴日久不愈，湿浊、郁火、痰瘀、燥热、外毒互结为毒邪，日久毒邪入络，损伤心络使心之体用皆损，血脉受损，因而心动悸、脉结代，导致消渴心病，其病名已收入《中医药学名词》一书中。

1.组方 榛花，大黄，生地，人参，麦冬，五味子，黄芪，黄连，丹参，地龙，金银花。水煎服，一次120毫升，日三次，早、午、晚饭20分钟后口服。

临证需要辨证加减：肝风内动加羚羊角粉0.5克、钩藤40克，痰瘀加胆南星10克、石菖蒲10克，瘀毒加土鳖虫10克、水蛭10克，湿毒加土茯苓60克、牡蛎50克，心阳衰微加制附子10克、肉桂10克，水气凌心加真武汤。

2.来源 《伤寒论》中所载"消渴，气上撞心，心中疼热"之论述与《丹溪心法》中"热气上腾，心虚受之，心火散漫，不能收敛，胸中烦躁……病属上焦，谓之消渴"之论述，与消渴心病的现代认识基本上是一致的。在治疗上，以益气养阴、活血通络、宁心通脉为主。

3.方解 方中榛花解毒保肝，《本草纲目》曰："益气力，调中，健行。"大黄，祛浊毒血分热毒而破瘀排毒，二药合用为君药。生地养阴生津、滋补肝肾，《名医别录》曰："补五脏，通血脉，益气力。"人参、麦冬、五味子为参脉饮，以益气养阴，重在益气以固本、养心安神。以上四味合用为臣药。黄芪益气升阳、利水退肿。丹参益气通络，扶正抗毒。

黄连味苦入心经,《内外伤辨惑论》曰:"泻心火,治心热烦扰不寐。"金银花清热解毒,燥湿祛浊。地龙,清热息风、通络利尿、走窜入络、化瘀解毒,《本草纲目》曰:"其性寒而下行,故能利小便,而通经络。"为方中佐使药。诸药合用,共奏益气养阴、解毒通络、养心安神之功效。全方攻补兼施,扶正祛邪,协调脏腑阴阳、气血平衡,使瘀浊去、元气旺、心络通,毒解而心安。

消渴心病基本病机特点为本虚标实,心体用俱损,本虚为气血阴阳、五脏亏虚,以心为根本,标实多为血瘀、痰浊、毒邪蕴结等,病机核心是毒损心络。针对消渴心病的临床特点,应注重气阴两虚、毒损心络的病机,以此病机为依据,确立益气养阴、解毒通络法。应该指出,该法在消渴心病的治疗中有重要意义,但并不是该病的唯一治疗方法,而应结合中医辨证,正确认识和理解毒邪在消渴心病中作用的不同病机演化,随症治之,有助于提高疗效,消渴心病中医病机理论为中医药治疗消渴心病提供新的思路和途径。"消渴心安汤"加减用药治疗60例,有效率为86.67%,疗效满意,受到广大患者好评,为临床医生和患者提供了一种安全有效的方剂方药。

4.治病治本实录

肖某,男,67岁,1999年8月26日初诊。

主诉:心慌、胸痛2年,加重一周。

现证:恶心纳呆,神疲乏力,腰膝酸痛,尿少水肿,畏寒肢冷,心悸气短,不能平卧,舌胖大略有齿痕,苔白,脉沉弱或结代。查空腹血糖9.06 mmol/L,餐后2小时血糖15.00 mmol/L,糖化血红蛋白8.6%,尿蛋白(4+),尿隐血(3+),肌酐130 μmol/L,尿素氮10.00 mmol/L,红细胞25~30个,血压130/80 mmHg。心电图示:冠心病,心绞痛。

诊断:消渴心病(心肾阳衰);氮质血症期

治法:益气养阴,通阳利水,活血化瘀,通络解毒处置：榛花10克、人参15克、五味子30克、麦冬15克、生地10克、茯苓10克、泽泻10克、桂枝10克、葶苈子15克、黄芪15克、黄连10克、丹参30克、车前子10克、益母草30克、地龙10克、金银花10克，7剂，水煎服，一次120毫升，早、午、晚饭后温服。

药后查空腹血糖降至8.90 mmol/L，餐后2小时血糖13.00 mmol/L，尿蛋白（3+），尿隐血（2+），红细胞15～20个。上述症状有所改善，自觉发热，微微心烦，故上方加地骨皮30克、玉竹20克、枸杞子30克，7剂，水煎服。

三诊查空腹血糖降至8.50 mmol/L，餐后2小时血糖13.00 mmol/L，尿蛋白（2+），尿隐血（2+），红细胞10～12个。自述由于感冒而咽喉疼痛，故上方加金银花20克、胖大海10克，7剂，水煎服。

四诊时咽喉疼痛减轻，但自述血糖升高，是由于与家人发生激烈争吵，情绪激动而导致。查尿蛋白（2+），尿隐血（2+），空腹血糖9.50 mmol/L，餐后2小时血糖13.00 mmol/L，伴有疲乏无力，轻微水肿。故首方加土茯苓100克、白茅根50克，12剂，水煎服。

五诊，查空腹血糖8.30 mmol/L，餐后2小时血糖11.00 mmol/L，尿蛋白（2+），尿隐血（2+），红细胞6～9个，肌酐120μmol/L，尿素氮9.20 mmol/L，血压120/80 mmHg。腹胀便干，故上方加白茅根50克、当归20克、肉苁蓉20克、大黄10克、陈皮15克、木香5克，12剂，水煎服。

六诊，查空腹血糖7.80 mmol/L，餐后2小时血糖10.00 mmol/L，尿蛋白（+），尿隐血（+），红细胞4～5个。因疲乏无力，首方加当归20克、白芍20克，连服12剂，水煎服。

七诊，上述症状大有改善，查空腹血糖降至7.00 mmol/L，餐后2小时血糖10.00 mmol/L，尿蛋白（－），尿隐血（+），肌酐119.20μmol/L，尿素氮8.00 mmol/L。首方加仙鹤草10克，12剂，水煎服。

八诊，空腹血糖降至6.85 mmol/L，糖化血红蛋白3.6%，尿蛋白

（－），尿隐血（－），肌酐99.40μmol/L，尿素氮6.50 mmol/L，血压120/80 mmHg，心电图大致正常。首方3剂研面，一次口服3克，日三次温水冲服。嘱患者坚持"一则八法"，坚持饮食控制及运动，适寒温，调情志，定期复查血糖、尿酸，有变化随时就诊。随访至今未见复发。

第七节　消渴肝病

消渴肝病，病名首见于明代龚廷贤《万病回春》卷三十五中，现已收入《中医药学名词》一书。消渴日久不愈，湿热痰瘀成毒，久病入络，毒损肝络，肝之体用皆损，导致肝损加重消渴，而消渴加重肝病，即成消渴肝病。

1.组方 消渴肝安汤，为消渴安汤加龙胆草、黄芩、栀子、泽泻、木通、车前子、生地、柴胡、黄连、滑石、薏苡仁、香附、甘草。

2.来源 《灵枢·胀论》云：胆胀者，胁下胀满，口中苦，善太息。胆为中精之腑，肝的疏泄功能亦包括胆汁的疏通畅泄。肝失疏泄，胃失和降，胆气不利，因"不通则痛"，故以胁部或脘肋疼痛为基本表现。"邪在胆，逆在胃，胆液泄则苦，胃气逆则呕吐。"治疗上应疏肝理气、健脾祛湿、祛瘀通络、滋养肝肾等辨证施治。

3.方解 龙胆草清热燥湿，泻肝胆火。栀子泻火除烦、清热利湿、凉血解毒、疗目赤热痛，胸、心、大小肠大热，心中烦闷。黄芩有清热燥湿、泻火解毒之效，诸热黄疸，肠泄痢，逐水，下血闭，恶疮疽，蚀火疡。均有清利肝经湿热之功，一者清湿热，二者泻实火。对于本证出现的口干口苦，胁肋满闷，纳呆，呕恶腹胀，大便不调，小便短赤，舌红苔黄腻等有较好的治疗作用。龙胆草、栀子、黄芩合用共奏清利肝经湿热，健脾疏肝之力，助君增效，故为臣药。柴胡可透表泄热、疏肝解郁。香附为益血中之气药也，方中起疏肝理气之功。甘草，性味甘平，可助脾益气和中，调和诸药，《本草汇言》"甘草，和中益气，补虚解毒之药也。"治肝亦治脾，使肝气条达，无以克伐脾土，为使药。君臣相伍，佐使相合，共奏清利肝经湿热，疏肝理脾之功。

4.治病治本实录

陈患，女，55岁。

主诉：发现肝功异常3年。

现证：患者糖尿病病史10多年，气短，乏力，口渴，消瘦，睡眠尚可，饮食不控制，大便日一到两次，干稀不调，尿频，起夜一到两次，舌质隐青，苔微黄，脉沉缓无力。在某医院诊断为糖尿病合并肝功异常，查空腹血糖11.00 mmol/L，餐后2小时血糖16.00 mmol/L，糖化血红蛋白7.6%，果糖胺3.30 mmol/L，谷丙转氨酶72 IU/L，谷草转氨酶40 IU/L，亮氨酸氨基转移酶32 U/L，碱性磷酸酶196 IU/L，尿隐血（－），尿蛋白（－），血压120/80 mmHg。心电图大致正常。肾功正常。

诊断：消渴肝病（气阴两虚兼瘀毒）

治法：益气养阴，滋补肝肾，通络解毒

处置：消渴安汤加五味子10克、榛花10克、板蓝根15克、金银花15克，上药7剂，水煎服，一次120毫升，早、午、晚饭后温服。该患身高155cm，体重45千克，控制热量为1350千卡/天。主食为每餐100克，蔬菜每餐为250克，豆制品每餐75克，瘦肉每餐50克。服药期间，嘱患者坚持"一则八法"，坚持饮食控制及适量运动，适寒温，调情志，做到不吃面食、不吃咸、不吃甜、不吃水果，空腹不吃煎鸡蛋、不喝牛奶。坚持适当运动，要求心态保持平和。另服复方榛花舒肝胶囊，一次3粒，日三次，饭后温水送服。

服药后症状大有改善，口不渴，不多饮，大便通畅，夜尿消失，疲乏无力等症状稍有改善，体重无增，时有胁肋胀满感，舌质淡红，苔薄白，脉沉缓无力。上方加党参10克、麦芽20克、柴胡10克，给予6剂水煎服。

服药后患者症状大有好转，体重增加2.5千克，身轻有力，胁肋胀满消失，大便稍干，舌质红，苔薄白，脉沉缓有力。上方加茵陈15克、大黄5克，12剂水煎服。

一个月后来诊，患者症状全部消失，身轻有力，睡眠正常，饮食控制，大便通畅，尿正常，夜尿消失，舌质淡红，苔薄白，脉沉缓有力。复查空腹血糖7.70 mmol/L，餐后2小时血糖10.00 mmol/L，果糖胺2.60 mmol/L，谷丙转氨酶15 IU/L，谷草转氨酶15 IU/L，碱性磷酸酶130 IU/L，亮氨酸氨基转移酶22 U/L，尿常规正常，B超正常。更方为：消渴安汤加党参10克、板蓝根15克、五味子15克、麦芽15克、山楂15克、茵陈10克、槟花10克，12剂，水煎服。3剂为面，每次2克，日三次，饭后20分钟后口服。

12剂药后，查空腹血糖6.00 mmol/L，餐后2小时血糖8.00 mmol/L，糖化血红蛋白5.1%，果糖胺2.30 mmol/L，肝功恢复正常，患者全身症状基本消失，未见明显不适，可视为消渴肝病临床治愈。再予上3剂为面，每次3克，日三次，饭后20分钟温水冲服。嘱患者坚持"一则八法"，坚持饮食控制及运动，适寒温，调情志，定期复查血糖、肝功，有变化随时就诊。随访至今未见复发。

第八节　消渴胃病

消渴胃病是以纳呆为主症的消渴并证，因消渴日久不愈，阴虚燥热不除，气阴两虚，脾胃运化失司，升降功能失常，或因情志不畅，肝的疏泄不利，导滞气滞血瘀，痰热瘀毒互结，毒损胃络，使脾胃络脉受阻，胃之体用皆损而致。

1.组方 消渴胃安汤，即消渴安汤加莱菔子、水红花子、山楂、麦芽、神曲、内金、木香。临床应辨证论治，具体如下：肝胃郁热证，合玉女煎加减；痰瘀阻络证，合二陈汤、桃红四物汤加减；肝气犯胃证，合逍遥散加减；肝气郁滞证，合柴胡疏肝汤加减；肝胃不和证，合半夏泻心汤加减；中气下陷证，合补中益气汤加减；肾阴精亏证，合六味地黄汤加减；毒损胃络证，合达原饮加减。

2.来源 消渴胃病是以肝气犯胃、肝胃不和、运化失调引起的以不欲食、纳呆为主症的消渴并证，其治法为《伤寒论》中曰："宜重厥阴论治。"莱菔子、水红花子、山楂、麦芽、神曲、内金，木香，为我院已故名老中医于蜃楼先生自拟方——养胃汤，再加消渴安汤即成消渴胃安汤。

3.方解 方中莱菔子、水红花子为君药。莱菔子味辛甘苦，入脾胃二经，消食除胀、降气化痰，专治食积不化、中焦气滞证。水红花子味苦，咸微寒，归肝、胃经，健脾和胃、消积止痛、散血消瘀，治食积脘痛。二药合用，可健脾消食，和胃止痛，散结消痞。方中"三仙"、内金为臣药。内金具有消积滞、健脾胃的功效。"三仙"即山楂、麦芽、神曲，共用增强消食化积之力，与木香同用行气消滞。香附和中化滞、疏肝解郁。佛手、香橼疏肝理气、和胃化痰，与木香配伍治脘腹胀痛。青皮治疗食积气滞，与柴胡配用疏肝胆、破气滞。厚朴行气散结、燥湿下气。全方共奏止渴消导、解毒通络、行气养胃之功。

4.治病治本实录

王某，男，46岁，工人，2015年2月6日初诊。

主诉：发现血糖升高6年，消瘦一个月。

现证：该患糖尿病病史6年，时见口干渴，多饮，多尿，甚则饮一溲一，查血糖高，只控制饮食，行运动疗法，不用药物治疗。然而病状有所加重，故到某医院就诊，诊断为糖尿病，应用胰岛素治疗3年，空腹血糖控制在9.20 mmol/L，餐后2小时血糖13.60 mmol/L，糖化血红蛋白8.6%。1个月前开始出现倦怠乏力、不思饮食、纳呆、减重4千克，血糖未系统监测，病情时轻时重。现症见倦怠乏力，不思饮食，纳呆，上腹部疼痛，时有隐痛，时有刺痛，怒则加重，饥饿时疼痛尤甚，吞酸呕呃，肢体麻木，肌肤甲错，时有耳鸣，足跟疼痛，怕冷或怕热，便干或便溏，舌质红有瘀斑，苔白滑腻，脉沉涩结代。

查空腹血糖10.20 mmol/L，餐后2小时血糖11.69 mmol/L，糖化血红蛋白8.0 mmol/L。脂肪肝，高脂血症，血、尿常规正常，血压140/90 mmHg，心电图示心肌劳损。

诊断：消渴胃病（毒损胃络，气阴两虚兼瘀毒证）

治法：益气养阴，和胃消食，消积导滞，解毒通络

处置：消渴养胃安汤加榛花10克、厚朴10克、枳实10克、大黄（后下）10克、草果5克、槟榔5克、白芍20克、生姜10克，7剂，水煎服。

药后诸症减轻，仅有恶心、呕吐、反胃，舌质红，苔薄白，脉沉细。效不更方，上方加苏叶10克、黄连10克。

再诊时，胃脘不痛，纳呆、恶心、呕吐、反胃消失，舌质红，苔薄白，脉沉细，上方加西洋参5克、枸杞子15克、生姜10克，7剂，水煎服。药后诸症消失，舌质红，苔薄白，脉沉缓。查空腹血糖7.00 mmol/L，餐后2小时血糖7.80 mmol/L，继续用胰岛素以控制血糖。调整方剂：西洋参

5克、莱菔子10克、水红花子10克、山楂30克、麦芽30克、神曲30克、内金30克、木香5克、香附30克、佛手10克、香橼10克、青皮10克、厚朴10克、柴胡5克、生姜10克，7剂，水煎服。

再诊时，诸症消失，舌质红，苔薄白，脉沉缓。患者查空腹血糖7.20 mmol/L，餐后2小时血糖7.90 mmol/L，糖化血红蛋白6.0%。血清总胆固醇5.20 mmol/L，血清三酰甘油1.70 mmol/L，血、尿常规正常，血压120/70 mmHg，心电图示正常。

再予上方3剂，研面，一次3克，日三次温水冲服，嘱患者坚持"一则八法"，坚持饮食控制及进行适量运动，适寒温，调情志，定期复查血糖、肝功，有变化随时就诊。随访至今未见复发。

第九节　消渴脑病

消渴脑病，病名首见于全国科学技术名词审定委员会于2010年由科学出版社出版的《中医药学名词》一书中。

肾精亏虚为病之本。脑为"诸阳之会""清阳之府"。五脏之精血、六腑之清气，皆上注于脑。脑又为"元神之府"，其主精神思维活动，脑髓有赖于肾精滋养生化。消渴久者，必然本元大伤，虚损之象迭现，若气虚则运血无力，阴虚则血行艰涩，而成久病入络之血瘀，所谓"病久入深，营卫之行涩"。瘀滞既成，则导致陈者当去而不能去，新者当生而不能生，血愈虚而愈瘀，愈瘀而愈虚，互为因果，交相为患。血瘀痰生，热结毒生，脑之络脉瘀塞，损伤脑之神机，神经失治而致消渴脑病，病机核心是瘀阻脑络，治法为滋阴补肾、活络化瘀、解毒通络。

1.组方 消渴脑安汤，即消渴安汤加海蛤壳、黄精、瞿麦、土鳖虫、砂仁、川芎、血竭粉、生蒲黄等。

2.来源 气阴两虚是消渴最常见的证候，心脾两虚、肝肾阴虚，是消渴脏腑功能失调的必然结果，也是消渴脑病的主要病理基础。辨证应以阴阳为纲，治疗上以滋补肝肾、补益心脾、活络化瘀、解毒通络为主。方中黄精、瞿麦、土鳖虫、砂仁、川芎、血竭粉、生蒲黄等，为国医大师任继学先生治脑病常用药。

3.方解 方中以海蛤壳为君药，功专软坚散结、脑卒中偏瘫。瞿麦为臣药，破血滋阴清热、养心润燥、生津止渴。黄精润肺滋阴，补脾益气，亦治消渴；生地黄滋阴补肾；川芎功专活血行气；生蒲黄行血祛痰，生用则活血不留瘀，与川芎合用寓"治风先治血，血行风自灭"之意，尚能防滋阴药黏腻碍胃之弊；血竭粉散血滞诸痛，专入血分，治疗久病入络之血瘀；土鳖虫破血逐瘀。以上六药合用，滋阴补肾、活络化瘀、解毒通络，为佐药。砂仁辛散温通，善于化湿行气，且有引药入肾之功，为使药。诸药合用，共奏活络化瘀、滋阴补肾、解毒通络之功。

4.治病治本实录

王某，女，58岁，2008年9月9日初诊。

主诉：头痛，呕吐1个月。

现证：患者糖尿病病史4年，高血压3年，因头痛、恶心、呕吐，曾到某医院就诊，诊断为糖尿病合并脑病，住院治疗两周，病情好转出院。近一周，右上肢水肿、麻木，睡眠差，大便难，怕冷，乏力，头晕，头胀，腹胀，腰痛，语言不利，故来就诊。患者舌尖红、质暗、左歪，苔黄腻，脉弦紧。该患者目前用胰岛素治疗糖尿病，用施慧达、代文、拜新同等降压药物治疗高血压（最高血压可达230/170 mmHg）。现查空腹血糖13 mmol/L，餐后2小时血糖17 mmol/L，糖化血红蛋白6.3%，尿隐血（+），尿蛋白（2+），肌酐190μmol/L，尿酸447μmol/L，尿素氮

12.70 mmol/L，血压150/100 mmHg，心电图示心肌劳损。

诊断：消渴脑病（脑卒中、脑血栓），消渴肾病（湿瘀毒阳亢证）；慢性肾功能衰竭。

治法：滋阴潜阳，活络化瘀，利湿化浊，解毒通络

处置：消渴脑安汤加苏叶10克、黄连10克，12剂，水煎服，一次120毫升，早、午、晚饭后温服。服药期间，嘱患者坚持"一则八法"，坚持控制饮食，适当运动，适寒温，调情志，做到不吃咸、不吃甜、不吃水果，保持心态平和，按时服药。

药后，患者恶心、呕吐症状减轻，手足麻木减轻，语言开始恢复，睡眠好转。查尿隐血（＋），尿蛋白（2+），血压140/90 mmHg，心电图示心肌劳损。空腹血糖9 mmol/L，餐后2小时血糖11 mmol/L。怕冷，故上方加制附子5克，以温通经络、扶助正气。再予12剂，水煎服。

三诊时，患者诸症明显减轻，尿隐血（＋），尿蛋白（2+），肌酐119μmol/L，尿酸346μmol/L，尿素氮6.00 mmol/L，空腹血糖7.80 mmol/L，餐后2小时血糖10.80 mmol/L，血压130/90 mmHg。上方继服12个月，巩固疗效。

四诊时，诸症状消失，肢体活动恢复，语言如常人。糖尿病用胰岛素治疗、高血压用降压药物治疗中，各项生化指标恢复正常。查空腹血糖6.00 mmol/L，餐后2小时血糖7.80 mmol/L，糖化血红蛋白5.4%，尿隐血（－），尿蛋白（±），肌酐90μmol/L，尿酸410μmol/L，尿素氮7.70 mmol/L，血压130/80 mmHg，心电图大致正常。上方3剂，研面，一次3克，日三次温水冲服。嘱患者坚持"一则八法"，坚持饮食控制及适量运动，适寒温，调情志，定期复查血糖、血压，按时口服降糖、降压药，有变化随时就诊。随访至今未见复发。

按语：方中以海蛤壳为君药，功专软坚散结，《本草纲目》载："止消渴，润五脏，清热利湿，化痰饮，消积聚……脑卒中偏瘫。"瞿麦为臣

药，《本草纲目》载："破血养阴清热、养心润燥、生津止渴。"方中黄精润肺滋阴、补脾益气，亦治消渴，与生地黄合用共奏滋阴补肾之功；川芎专功活血行气；生蒲黄行血祛痰，生用则活血不留瘀，与川芎合用寓"治风先治血，血行风自灭"之意，尚能防滋阴药黏腻碍胃之弊；血竭粉，《本草纲目》"散血滞诸痛，专入血分。"治疗久病入络之血瘀，气不得通，不能载津上升；土鳖虫破血逐瘀，与血竭伍用。上药合用有滋阴潜阳、益肾化瘀、解毒通络功效，可助君臣加强解毒化瘀、益肾通络，为佐药。砂仁辛散温通，善于化湿、行气，且有引药入肾之功，为使药。诸药合用，共奏滋阴潜阳、益肾化瘀、解毒通络之功，滋而不腻、补而不滞，寒而不伤阳，温而不伤阴，通经活络、化瘀生新、寒温并用、攻补兼施，调理阴阳，是治疗消渴合并脑卒中的有效方剂。

第十节　消渴酮症酸中毒

中医认为，酮体是因消渴患者病久脾虚不能生化气血、鼓舞正气，导致各种病理产物堆积，痰、瘀、浊互结蕴毒，代谢失常而致。若空腹血糖28 mmol/L、餐后2小时血糖33 mmol/L以上，血酮体超过5 mmol/L，尿酮体（2+）以上，pH<7.3，可以考虑诊断为消渴酮症酸中毒。

消渴患者大多具有神疲乏力、日渐消瘦等正气虚弱之象，是因脾失健运、精气不升、生化无源之故。其人虽多饮多食，但脾虚不能为胃行其津液，血中之精（糖）不能输布，积蓄过多则为邪毒。日久，毒入络脉，邪伤阳气，渐致阴虚燥热、气阴两虚、气滞血瘀、脾肾阳虚、痰浊中阻等证候。治疗时应标本兼顾，既扶正气，又祛邪毒，并兼顾消渴本病的特点。

1.组方 消渴安汤加大黄、石膏、芒硝、枳实、西洋参、藏红花、菟丝子、陈皮、淡竹叶、桑枝、土茯苓等。

2.来源 消渴酮症酸中毒患者在本为正气虚弱、精微不布，在标为湿浊、瘀血搏结蕴毒。病久，瘀浊之毒不能及时化解或排除，积聚体内，邪毒聚生，损害散膏，浸淫三焦，气血循环瘀阻，水精代谢失常，毒性因子（酮体）从代谢歧路滋生，损伤脏腑，使毒愈盛，邪愈强。且在治疗消渴酮症酸中毒过程中，必须坚持一条原则，即不可忽视对消渴本病的治疗，不能舍本逐末，滋阴清热法应贯穿治疗始终。

3.方解 治疗时用玉竹、地骨皮、黄芪针对消渴本病"气阴两虚"的特点，以滋阴益气生津；菟丝子、陈皮、淡竹叶健脾温肾、渗利水湿；桑枝、土茯苓、丹参活血通络、解瘀毒；大黄、黄连苦寒泄热、祛心火；并佐以小茴香、肉桂温运中焦阳气。诸药合用标本兼治，共奏解毒化瘀祛浊、健脾温肾益气之功。根据热毒、浊毒、阳衰证候不同，可加减用制附子、生石膏、芒硝、枳实、西洋参、藏红花、怀牛膝等。

4.治病治本实录

高某，女，48岁，2012年5月18日初诊。

主诉：糖尿病5年，口渴、汗出、乏力一周。

现证：曾到某医院就诊，诊断为糖尿病，用胰岛素治疗5年，血糖时波动，症状不减轻反重，厌食，体倦，肢体沉重，四肢发冷，汗出，故来就诊。口渴，乏力，双下肢麻木、冷痛，尤以腘窝明显，尿频，每晚小便6～7次，色黄，大便稀，常有五更泻，失眠梦多，舌质隐青、胖嫩，苔白腻，脉沉缓无力。查血压130/80mmHg，尿酮（2+），尿糖（2+），空腹血糖26.90mmol/L，餐后2小时血糖33.80mmol/L，糖化血红蛋白11.6%，果糖胺3.80mmol/L，血酮体5.50mmol/L，心电图大致正常。肝功、肾功正常。

诊断：消渴酮症酸中毒（脾肾阳衰兼瘀毒）

治法：回阳固脱，健脾温肾，活血祛瘀，解毒通络

处置：予消渴安汤加制附子15克、桑枝15克、大黄10克、肉桂10克、小茴香10克、土茯苓100克、陈皮10克、淡竹叶20克、菟丝子20克，6剂，水煎服，一次120毫升，早、午、晚饭后温服。服药期间，嘱患者坚持"一则八法"，坚持控制饮食，适当运动，适寒温，调情志，做到不吃咸、不吃酸、不吃水果，保持心态平和。同服碳酸氢钠片，5片/次，日三次，饭后温水送服。结肠散1袋/次，日三次，饭后温水送服。

二诊时，患者自诉诸症减轻，无明显口干、多饮症状，下肢麻木、疼痛减轻，身体不觉沉重，夜尿一到两次。尿常规示尿糖、尿酮均为阴性，空腹血糖为20.30 mmol/L，餐后2小时血糖26.20 mmol/L。上方加金银花20克，白茅根50克，再服12剂巩固疗效。

服12剂后，瘀浊已祛大半，再加西洋参10克、生姜10克，借西洋参补元扶正之力。12剂水煎服。

药后，正气复，邪气除，酮体消，则可调养消渴本病。查空腹血糖为13.30 mmol/L，餐后2小时血糖16.20 mmol/L。效不更方再服12剂，水煎服。

五诊时，患者症状明显缓解，查空腹血糖9.80 mmol/L，餐后2小时血糖12.20 mmol/L，果糖胺2.8 mmol/L，尿酮（－），尿糖（－），继续服上方12剂，水煎服。

服上方12剂后，患者无明显不适，查空腹血糖7.80 mmol/L，餐后2小时血糖10.20 mmol/L，糖化血红蛋白6.3%，尿酮（－），血酮体3.50 mmol/L，血压130/80 mmHg，达到临床治愈。予上方3剂，研面，一次3克，日三次温水冲服，嘱患者坚持"一则八法"，坚持饮食控制及进行适量运动，适寒温，调情志，定期复查血糖、血压，按时口服降糖、降压药，有变化随时就诊。随访至今未见复发。

第十一节 消渴牛皮癣

牛皮癣是一种常见多发疾病，它影响了全球1.25亿人群。之前的研究已经显示，糖尿病和牛皮癣有共存的多种相同危险因素，牛皮癣被认为是2型糖尿病的危险因素，诊断出糖尿病的危险因素有利于对其进行早期监测和治疗。研究显示，轻度牛皮癣患者患糖尿病概率要比正常人群高49%，严重牛皮癣患者患糖尿病的相对风险是正常人群的2.13倍。丹麦一项研究显示，牛皮癣患者容易发生2型糖尿病，患有牛皮癣的患者被诊断患上糖尿病的平均时间约为6年。

牛皮癣和糖尿病都是由于毒损络脉导致的，初起时多因风、湿、热、火毒之邪侵袭肌肤，营卫不和、气血失调，郁于肌腠而病。本病因消渴日久不愈，气血津液耗损、肌肤失养、久病入络、络脉受阻、毒邪流窜、损伤肌肤、皮损厚硬，而发消渴牛皮癣。

1.组方 消渴安汤加金银花、玄参、白鲜皮、桔梗等。外用紫金锭片加点舌丹片混合研面，再用适量米醋调匀后，外敷患处。一日换敷一次。

2.来源 消渴牛皮癣颇为难治。时医常从皮肤病牛皮癣治起，而忽略消渴。本病发生的主要病因病机为消渴日久则阴损及阳而见气阴两虚，气虚无力运血，血行不畅凝而为瘀。湿浊、瘀血相搏结，或可化热，日久而成痰瘀之毒，痰瘀内阻，郁而化火，热毒蕴结日久，阴血内耗，血络瘀阻，肌肤失养而成牛皮癣，故治疗亦从此入手。本方为消渴安汤加消风散、三黄解毒汤化裁而成。

3.方解 方中加入金银花性寒，味甘，入肺、心、胃经，用其清热解毒降糖。玄参为咸寒之品，质润多液，功能滋阴降火、解毒，与生地黄两者共同清热凉血，养阴生津，相须为用。白鲜皮、桔梗等肺经之药，取自中医的理论肺主皮毛，二者宣肺祛湿。

4.治病治本实录

高某，女性，52岁，2001年6月9日初诊。

主诉：身体消瘦，气短懒言3年，加重1个月。

现证：患者银屑病（俗称牛皮癣）病史7年，糖尿病病史3年。身体消瘦，气短懒言，倦怠乏力，腰膝酸软，口燥咽干，两目干涩，视物模糊，大便干结，夜尿频多，舌红，脉弦细。躯干和四肢可见大小不等圆形、红色丘疹，融合成斑片，边缘明显，上覆多层银白色鳞屑，瘙痒。该患1994年患牛皮癣，经各大医院治疗未见效。1998年子宫肌瘤切除术后确诊糖尿病，当时空腹血糖15.80 mmol/L，餐后2小时血糖19.30 mmol/L，糖化血红蛋白9.8%，尿糖（3+）。此后曾服多种中西药，疗效欠佳，故来诊。现查空腹血糖12.20mol/L，餐后2小时血糖16.30 mmol/L，果糖胺4.70 mmol/L，尿糖（3+），血压130/80 mmHg，心电图大致正常，肝功、肾功正常。

诊断：消渴（阴虚燥热、气虚血瘀）；牛皮癣（血燥）

治法：滋阴清热，益气养阴，燥湿健脾，解毒通络

处置：消渴安汤为底方加金银花20克、水牛角50克，榛花10克、苦参10克、防风10克、白鲜皮10克、土茯苓60克、蝉蜕10克、僵蚕10克、青葙子20克、决明子20克，6剂，水煎服，一日两次。紫金锭10片，加点舌丹10片研面，用米醋调均，外敷于患处，日换一次。

6剂后，查空腹血糖12.20 mmol/L，餐后2小时血糖16.80 mmol/L，果糖胺3.50 mmol/L，舌红，脉弦细。该患为中年女性，病久不愈，因此引发消渴的皮肤病变，且由于"必先受于内，然而发于外"，体表的局部病变与机体消渴素体阴虚有密切关系，应先从消渴着手治疗。本病治疗重在解毒降糖，方中以生地黄、知母、黄连为主药，其中生地黄用量宜大，常用至50克，否则药不及病而徒劳无功。生地黄入血分，知母入气分，黄连燥湿去浊，泻火而除烦，三药合用相得益彰，共奏滋阴润燥、清热泻

火之功。又以枸杞子、玉竹、地骨皮养阴生津、润燥。用人参、黄芪益气升阳。用丹参养血、活血、化瘀。金银花、水牛角、榛花清热、解毒、降糖。青葙子、决明子清肝明目。苦参、防风、白鲜皮、土茯苓、蝉蜕、僵蚕清热解毒，祛风退癣。予12剂，水煎服。另予紫金锭10片，加点舌丹10片研面，用米醋调均，外敷于患处，日换一次。

服药12剂后，患者口干、瘙痒症状减轻，鳞屑减少，皮损变薄、变干，基底颜色转淡，舌红，脉沉细。故上方加玄参10克、当归10克以清热解毒、养血，甘草5克补脾润肺、益气补虚、调和诸药。上方12剂，水煎服。

四诊时，患者日饮食未加控制，大便干，皮损显著减轻，部分开始消退。查空腹血糖升至15.10 mmol/L，餐后2小时血糖16.80 mmol/L，果糖胺4.20 mmol/L，尿糖（3+），舌红苔白，脉沉细。上方加大黄10克，予上方12剂，水煎服。

连服12剂后，查空腹血糖降至12.30 mmol/L，餐后2小时血糖14.80 mmol/L，果糖胺3.70 mmol/L，尿糖（－），再予上方12剂，水煎服。

服上方12剂后，患者睡眠尚可，饮食控制，口不干，夜尿两次，瘙痒消失，皮肤白屑全部脱落，皮损消退且遗留色素褪色斑，舌红，苔黄腻，脉弦细。患者湿热重加黄柏15克，上方12剂，水煎服。

七诊时，查空腹血糖10.00 mmol/L，餐后2小时血糖13.80 mmol/L，果糖胺3.50 mmol/L。舌红，苔白，脉沉细。患者皮肤渐光滑，色素褪色斑变浅，口不干，乏力症状明显减轻。上方加苍术10克，6剂水煎服。加入苍术辛香燥烈，健肺胃以润燥，除秽浊以畅脾，解湿郁以行气，配玄参一阴一阳，以降血糖。诸药配合，益气养阴、解毒化瘀治疗消渴本病。

药后，患者皮肤渐光滑，色素褪色斑变浅，口不干，乏力症状明显减轻，诸症皆有好转，舌红，苔白，脉沉细，查空腹血糖降至

7.00 mmol/L，餐后2小时血糖9.80 mmol/L，糖化血红蛋白4.6%，血压130/80 mmHg，心电图大致正常，肝功、肾功正常。

再予上方3剂，研面，一次3克，日三次温水冲服，嘱患者坚持"一则八法"，坚持饮食控制及进行适量运动，适寒温，调情志，定期复查血糖，按时口服降糖，有变化随时就诊。随访至今未见复发。

★消渴肾安汤方

附　录

附录一：消渴及并证理化检查重要指标与参考范围

代号	项目名称	单位	参考范围
TBIL	总胆红素	μmol/L	3.40～20.50
DBIL	直接胆红素	μmol/L	0.50～8.60
IBIL	间接胆红素	μmol/L	1.70～17
TP	总蛋白	g/L	65～85
ALB	白蛋白	g/L	40～55
ALT	谷丙转氨酶	IU/L	1～40
AST	谷草转氨酶	IU/L	1～35
GGT	谷氨酰转肽酶	IU/L	7～45
ALP	碱性磷酸酶	IU/L	35～100
CHE	胆碱酯酶		
（儿童、男人、40岁以上妇女）		U/L	5320－12920
（16～39岁无孕妇女，无口服避孕药妇女）			4260－11250
（18～41岁孕妇或口服避孕药妇女）			3650－9120
LAP	亮氨酸氨基转移酶	U/L	39～80
AFU	α-L-岩藻糖苷酶	U/L	3～40

续表

P-ALB	前白蛋白	mg/L	200～400
GLOB	球蛋白	g/L	20～40
A/g	白蛋白/球蛋白比值		（1.2-2.1）：1
ADA	腺苷脱氨酶	U/L	4～20
CRP	超敏C反应蛋白	mg/dL	0～1
CREA	肌酐	μmol/L	45～120
UA	尿酸	μmol/L	100～400
BUN	尿素氮	mmol/L	2.60～7.50
R-BP	视黄醇结合蛋白	mg/L	25～70
CO2CP	二氧化碳	mmol/L	22～30
β2MG	β2微球蛋白	mg/L	≤3
Cys-C	胱抑素C	mg/L	0.40～1.10
CHO	总胆固醇	mmol/L	3～6.50
TG	三酰甘油	mmol/L	0.30～1.80
Apo-A	载脂蛋白A1	g/L	1.20～1.60
Apo-B	载脂蛋白B	g/L	0.80～1.05
HDL-C	高密度脂蛋白	mmol/L	0.96～1.68
LDL-C	低密度脂蛋白	mmol/L	2.06～3.10
LPa	脂蛋白a	mg/L	0～300
GLU	葡萄糖	mmol/L	3.90～6.10
GSP	糖化血清蛋白	μmol/L	205～285
HbA1C	糖化血红蛋白		<6.5%

附录二：血压单位千帕与毫米汞柱对照表

kPa	mmHg	kPa	mmHg	kPa	mmHg	kPa	mmHg	kPa	mmHg
4.1	31	9.1	68	14.1	106	19.1	143	24.1	181
4.3	32	9.3	70	14.3	107	19.3	145	24.3	182
4.5	34	9.5	71	14.5	109	19.5	145	24.5	184
4.7	35	9.7	73	14.7	110	19.7	148	24.7	185
5.0	38	10.0	75	15.0	113	20.0	150	25.0	188
5.1	38	10.1	76	15.1	113	20.1	151	25.1	188
5.3	40	10.3	77	15.3	115	20.3	152	25.3	190
5.5	41	10.5	79	15.5	116	20.5	154	25.5	191
5.7	43	10.7	80	15.7	118	20.7	155	25.7	193
6.0	45	11.0	83	16.0	120	21.0	158	26.0	195
6.1	46	11.1	83	16.1	121	21.1	158	26.1	196
6.3	47	11.3	85	16.3	122	21.3	160	26.3	197
6.5	49	11.5	85	16.5	124	21.5	161	26.5	199
6.7	50	11.7	88	16.7	125	21.7	163	26.7	200
7.0	53	12.0	90	17.0	128	22.0	165	27.0	203
7.1	53	12.1	91	17.1	128	22.1	166	27.1	203
7.3	55	12.3	92	17.3	130	22.3	167	27.3	205
7.5	56	12.5	94	17.5	131	22.5	169	27.5	206
7.7	58	12.7	95	17.7	133	22.7	170	27.7	208
8.0	60	13.0	98	18.0	135	23.0	173	28.0	210
8.1	61	13.1	98	18.1	136	23.1	173		
8.3	62	13.3	100	18.3	137	23.3	175		
8.5	64	13.5	101	18.5	139	23.5	176		
8.7	65	13.7	103	18.7	140	23.7	178		
9.0	68	14.0	105	19.0	143	24.0	180		

附录三：多年临床应用及成果

我们在临床实践中运用治疗中医疑难危重症综合诊疗管控规范"一则八法"，不断创立新方，并在实践中应用、验证，取得了较好的临床疗效。如"消渴安汤"治疗消渴共2355例，有效率78.12%；"消渴肾安汤"治疗消渴肾病共1756例，有效率为79.62%；"痛风安汤"治疗痛风共330例，总有效率为83.0%；"消肾水毒安汤"，益肾通络解毒法治疗尿毒症共1000例，总有效率为80%；"热淋汤"治疗糖尿病合并泌尿系统感染1223例，总有效率88.7%；"活络育阴汤"治疗糖尿病合并脑梗共62例，总有效率78.7%；"消渴痛风安汤"以清热解毒、祛风除湿、通络止痛为法，治疗糖尿病合并高尿酸血症共332例，总有效率86.65%；"消渴心安汤"治疗糖尿病合并心脏病630例，总有效率86.67%；"消渴周痹安汤"以益气养阴、解毒通络、搜风止痛为法，治疗糖尿病周围神经病变共280例，总有效率80.0%；"消渴足安汤"，以解毒泻火、活血通络、消肿止痛为法治疗消渴足病共180例，总有效率68.0%。此外，"榛花舒肝胶囊"治疗肝炎、肝硬化、肝损伤共368例，总有效率89.17%；"麝香抗栓胶囊"治疗脑卒中共1224例，总有效率为83.60%；"芪精克艾汤"治疗艾滋病共103例，总有效率为85.0%；"肾风安汤"治疗慢性肾炎肾衰竭共395例，总有效率为86.70%；"延龄长春丹"治疗男女不孕不育165例，其中孕育66例，总有效率为87.12%，疗效显著，给广大患者带来了福音。

在此基础上进行的相关的临床和实验研究，现将具体结果报告如下：

1. 全国第五次中医糖尿病学术大会上发表了——糖尿病（消渴）中医诊治荟萃。我们在吸取古今医家经验基础上，根据消渴的病因病理、证候及演化特点等，结合多年临床实践自拟验方"三消汤"。自1983年6月至1999年6月，我们采用三消汤加减，系统治疗糖尿病（2型）800例，总有效率88.75%。

2. 2005年3月，《长春中医学院学报》第21卷第1期上发表实验研究结果：消渴安胶囊系在古代医学经验基础上采用长白山名贵药材精制而成。自1995年6月至2004年6月，采用消渴安胶囊加减系统治疗2型糖尿病920例（对照组120例），取得了较好的临床疗效，并在此基础上进行了相关的实验研究。临床资料表明，本方加减治疗消渴920例（含对照组120例），显效率为38.50%，总有效率达88.75%。疗效可靠能明显改善患者的临床症状，降低空腹血糖、餐后2小时血糖、24小时尿糖定量，调节脂代谢紊乱，且治疗期间未发生不良反应。动物实验研究结果表明，消渴安胶囊能增加四氧嘧啶糖尿病小鼠血清中胰岛素含量。对肾上腺素引起血糖及肝糖原含量增加有明显的抑制作用，并能增强肾上腺素降低肝糖原的作用来降糖。结论：消渴安胶囊具有降低血清中总胆固醇含量及血浆中纤维蛋白原含量的作用。

3. 2005年的中医药学术发展大会上报道：随着经济的发展和人民生活方式的改变以及人口老龄化，消渴肾病（糖尿病肾病）患者的数量迅速增加，其发病率呈逐渐增高趋势，占糖尿病总因素的30%～40%，死于尿毒症约占5%～8%，死于肾病者为非糖尿病患者的17倍，已成为对人类健康危害最大的疾病之一。笔者以毒损肾络学说为依据，以益肾解毒通络保肾为法，应用多年临床总结的自制有效方剂"益肾解毒胶囊"对220例消渴肾病（糖尿病肾病）患者进行临床实践，并进行了动物实验研究，取得了满意结果。（220例均为2000年1月至2003年1月长春中医学院附属医院内四疗区住院患者及中医研究所门诊患者，随机分为两组，治疗组160例，对照组60例。）两组资料经统计学处理，均无显著性差异，说明具有可比性。益肾解毒胶囊治疗消渴肾病总疗效为87.5%，显效率为54.37%，对症状疗效尤为明显。

4.《吉林中医药》2000年第6期杂志上，我们指出：消渴周痹（即糖尿病周围神经病变，DPN）是消渴的三大慢性并发症之一。据统计，消渴周痹在消渴早期即可发生，随着病程的延长，其发病率可达60%～90%。我们结合多年临床经验，以益气养阴、化瘀通络为法，应用消渴通痹汤对1999年1月至2000年6月就诊及住院的80例消渴周痹患者进行系统临床观察，取得了较好的疗效。2组疗效的比较治疗组显效率50%（25例），总有效率为90%（45例），对照组显效率10%（3例），总有效率为63.33%（19例），P<0.01，说明治疗组优于对照组。

5. 2003年9月，《吉林中医药》第23卷第9期报道：二降汤加减治疗糖尿病合并高尿酸血症30例。报道如下：取1999年12月至2002年12月长春中医学院中医研究所门诊病例，资料相对完整者纳入整理分析。30例均为2型糖尿病患者，男性19例，女性11例。年龄40至65岁，病程5至18年。其中合并冠心病者9例，合并高血压者14例，合并高脂血症者12例，合并脑血管病者10例，合并肾病者8例。糖尿病诊断标准参照WTO1997年糖尿病诊断标准。高尿酸血症诊断标准：男性高于420μmol/L，女性高于360μmol/L即可诊断为高尿酸血症。我们在临床运用自制二降汤加减治疗糖尿病合并高尿酸血症取得较好疗效，显效18例，有效10例，无效2例，总有效率为93.3%。

6. 2011年4月，《天津中医药》第28卷第2期杂志上，我们通过实验研究观察益肾解毒通络方治疗慢性肾炎导致的慢性肾功能衰竭失代偿期的疗效。将60例患者随机分为两组，治疗组30例，口服益肾解毒通络方治疗，对照组30例，在常规治疗的基础上联合海昆肾喜胶囊治疗。4周为1个疗程。结果2个疗程后，治疗组总有效率为83.33%，对照组为56.67%，治疗组优于对照组，P<0.05。治疗组治疗后患者肌酐、尿素氮的水平均明显下降，P<0.01，两组中医症状均有改善，治疗组明显优于对照组。说明益肾解毒通络方治疗慢性肾功能衰竭失代偿期，可明显降低患者肌酐及尿素氮水平，延缓肾衰进程。

7. 观察益肾化浊通络方治疗慢性肾炎导致的慢性肾功能衰竭的疗效。将97例患者以口服益肾化浊通络方治疗，观察在对慢性肾功能衰竭治疗过程中肌酐、尿酸、尿素氮、尿蛋白、尿隐血等的变化。两个疗程后，总有效率为88.66%。益肾化浊通络方在治疗慢性肾炎导致的慢性肾功能衰竭过程中，对降低肌酐、尿酸、尿素氮、尿蛋白、尿隐血均有显著疗效，而且治疗慢性肾功能衰竭第1、第2、第3、第4期均有显著疗效，对于症状的改善也具有显著疗效。

8. 2015年3月，《吉林中医药》第35卷第3期杂志上我们发表了通过实验观察复方榛花舒肝胶囊的保肝降酶作用的文章。将118例患者分成2组，治疗组采用复方榛花舒肝胶囊治疗，对照组采用护肝片治疗。结果治疗组60例，显效37例（61.66%），有效16例（26.67%），无效7例（11.67%），总有效率88.33%；对照组58例，显效18例（31.03%），有效26例（44.83%），无效14例（24.14%），总有效率75.86%。2组对比有统计学意义（P<0.05）。结论为复方榛花舒肝胶囊能疏肝解郁通络，解毒利湿化瘀，进而恢复肝损伤，降低三酰甘油。

9. 1992年，《中成药》第14卷3期上我们发表了研究实验报道：观察麝香抗栓胶囊临床治疗脑卒中（脑血栓）120例，总有效率为95.83%，其中痊愈33例，占27.75%，显效56例，占46.66%，好转26例，占21.66%，无效5例，占4.16%。麝香抗栓胶囊由麝香、羚羊角、天麻、三七、全蝎、烫水蛭等22味中药组成，具有通络活血、醒脑散瘀的功能。主要用于脑卒中导致的半身不遂、语言不清、手足麻痹、头痛目眩病人，该药治疗脑卒中四大症状的有效顺序是眩晕、语言不利、口眼歪斜、半身不遂。经临床观察，该药无不良反应、安全可靠、疗效显著，是治疗脑卒中的良药。

10. 2005年3月，《长春中医学院学报》第21卷第1期上报道了：我们依据已故名老中医刘冠军教授治疗脑卒中之有效经验方剂改剂型而成的麝香抗栓胶囊。从1990年至2004年共观察治疗662例患者（含对照组100例），治疗组共观察治疗562例患者。结果：治愈11例，显效243例，好转162例，无效40例，总有效率为92.88%。对照组治愈18例，占18.00%，显效32例，占32.00%，总有效率为89.00%。其疗效优于对照组。实验研究表明，该药具有扩张血管、增加血流量、降低血液黏稠度的作用，并能提高小鼠的耐缺氧能力，对出、凝血无明显影响。经临床证实，本药对治疗口眼歪斜、语言不利、半身不遂、肢体活动不灵、疼痛等症状具有较满意的疗效，尤其是对气滞血瘀所致的脑卒中有明显疗效。并且药源丰富，使用方便，无不良反应，便于推广应用，为脑卒中治疗提供了疗效可靠的新药。

11. 延龄长春丹是根据长春中医学院任继学教授多年临床有效方剂研制而成，本方由鹿茸、海马、蛤蚧、龟板、生晒参、大海米、羊藿叶、蛇床子等药物组成，具有补肾壮阳、强身健体、延年防衰之功效，专治阳痿、早泄、男性不育症等。1984年至1987年间应用延龄长春丹治疗165例。实验研究结果显示，痊愈40例，显效26例，好转80例，无效19例，总有效率为87.12%。

12. 观察运用解毒通络益肾导邪法治疗消渴肾衰的临床疗效。将81例患者随机分为治疗组与对照组，治疗组为51例，在常规治疗基础上，以解毒通络益肾导邪为法治疗；对照组为30例，在常规治疗基础上，给予海昆肾喜胶囊和黄葵胶囊治疗。4周为1个疗程，共2个疗程，观察治疗组与对照组患者的空腹血糖、糖化血红蛋白、尿酸、肌酐、24小时尿蛋白定量改变情况。两个疗程后，治疗组治疗有效率为78.43%，对照组治疗有效率为56.67%。说明运用解毒通络益肾导邪法治疗消渴肾衰疗效显著。

继承中医精兼传承

国医文化使成华友

文明振兴伟大中华

南征自勉题词

跋

选择中医，我的必然

很多人学中医、选择中医的原因各不相同。中医走到今天，历经磨难，甚至曾到被消灭的边缘。如今西医学传入中国已经二百多年，在这种背景下，有很多患者依然选择了古老的中医，为什么？因为中医药文化深深地扎根于中国百姓的心中。

中医是一门古老的学问，是中华五千年文明的结晶，中国古代科学的瑰宝，中华文明的瑰宝，打开中华文明宝库的钥匙，拯救过无数人，更使祖国繁荣昌盛。

选择中医，我的必然。那么我必须讲清以下几个问题：现今有没有尊古的必要？比如，孔夫子"复礼"，历史上是有过、提倡过，孔子作《春秋》正名周礼而让乱臣贼子恐惧。司马迁作《史记》，也是为了把历史作为今日以及后世的借鉴，这些都是"古为今用"之杰作。很多古老的学问都有其正确的一面，现代实践当中完全可以加以应用，关键在于尊古而不泥古，要做到承古开今、古为今用。有两千四百多年历史的中医药文化，在传承过程中有没有精华、精髓？能不能为我们现代人借鉴？有没有比现代医学更科学、更高明之处？答案是有，如《素问·五脏别论》曰："凡治病必察其下，适其脉，观其志意，与其病也。拘于鬼神者，不可与言至德，恶于针石者，不可与言至巧，病不许治者，病必不治，治之无功矣。"两千四百多年前中医药就与鬼神决裂，就崇尚医学精神。

　　现代的西医学，同样有很不完善的一面，仍需要借鉴古人的治病经验。往深点说，古代有没有好东西？古代有没有精辟的理论？古代的文化、古代的理论、古代的经典、古代的科技，有没有超过现代的？当然有，比如说《易经》，仍然是现代科学解不开的谜；《黄帝内经》仍然在指导现代临床；《伤寒》《金匮》《温病》《本草》仍然解释得了现代常见、多发疾病的一些要害问题，并有一些行之有效的治疗法则、方法。这就说明了中医是百姓的需要、西医的需要，而且她为中华民族的健康能做更大的贡献。中医药学不属于现代医学的科学范畴，中医药学属于古代人文哲学、经验诊疗医学范畴，属于古代科学技术——象科学范畴。二百多年的现代医学科学智慧，不可能完满诠释两千多年古老医药学经典之精髓。因为现代分析还原医学，正处于转换系统医学之过程中，所以现代医学科学判断事物真伪尚存缺陷。

　　中医药则不然。《素问·上古天真论》治未病先防有"三则六法"。一食饮有节，二起居有常，三不妄作劳，此乃三则也。虚邪贼风，避之有时；恬淡虚无，精神内守；志闲少欲，心安气顺；不嫉妒上，不鄙视下；不迷声乐，不迷淫邪；不惧于物，此乃六法也。以上"三则六法"是治未病先防的法宝。

　　中医药是祖先留给我们的宝贵财富，中医药事业大有作为，如今中医药振兴发展迎来了天时、地利、人和的大好时机。让我们静下心来，读经典、跟明师、多临床，才能做"明医"。把临床、教学、科研、社会服务等工作做得好上加好。认真管理患者，严格控制疾病，认认真真地做一名既负责任，又有担当的真中医。而我反对中医西化，反对套西灭中，反对跟在西医后边跑，反对重科研、轻临床。我们要下苦功夫攻关，能作为、早作为，勇攀医学高峰，敢治疑难重危急症，为人类健康做贡献！

我们必须努力，不忘初心，牢记使命，把祖先留给我们的宝贵财富，继承好、发展好、利用好；我们必须努力，继承中医精华，传承中华文化，促成华夏文明，振兴伟大中华，早日实现民族复兴！

让中医药这块瑰宝闪烁出更耀眼的光芒！

南征于北战书屋

2018年1月14日